看護管理者が
知っておきたい
理論とワザ❷

ナーシングビジネス編集室 編

人を育てる

モノ・情報・時間管理

組織をつくる

MC メディカ出版

看護管理者が知っておきたい理論とワザ❷

人を育てる
モノ・情報・時間管理
組織をつくる

ナーシングビジネス編集室 編

またまた、看護管理に大活躍のメソッドが勢揃い

目 次

1章 人を育てる

2章 戦略的マネジメントと 業務改善の秘策

1章

人を育てる

1 成長を支援する 正しいフィードバック

中原淳 なかはらじゅん

立教大学経営学部　教授

東京大学教育学部卒業。大阪大学大学院 人間科学研究科、メディア教育開発センター（現・放送大学）、米国・マサチューセッツ工科大学客員研究員、東京大学講師・准教授等を経て、2018 年より現職。専門は人材開発論・組織開発論。

構成　松岡亜希

　管理職の仕事の難しさは、他者を通じて物事を成し遂げなければならない点にあります。いかに部下育成をしていくかが管理職の重要な仕事であるのですが、何回言っても同じミスを繰り返す若手スタッフや、聞く耳を持たないベテラン部下に囲まれ、ただでさえ忙しい業務のなかで疲労困憊しているのが実情でしょう。こうした現状を打破するために効果的な人材育成法がフィードバックです。

　フィードバックは、さまざまな部下育成手法のなかでも効果が高く、世界的に研究が進んでいます。フィードバックと聞いて、「面談の場で評価結果を通知すること」とイメージした人も多いかもしれません。しかし、ここで紹介するフィードバックは、もう少し広い概念を指します。端的にいえば、「フィードバックとは、耳の痛いことを部下にしっかりと伝え、彼らの成長を立て直すこと」です。

フィードバックが部下の成長に有効な理由

業務上の成長の大半は経験を通じて獲得される

　人がどうやって業務の能力を高めるか。比率にすると「仕事の経験：7割、上司の指導：2割、研修：1割」とよくいわれます。つまり、研修で身に付けられることはごくわずかで、多くは、上司の指導も含めた現場での経験から学んでいくのです。これを経験学習といいます。

　経験学習には、▷業務 ▷経験 ▷内省 ▷持論化 ── の四つのフェーズがあり、この繰り返しによって成長を実現できます（**図表1**）。業務を通じて経験を獲得し、その経験を振り返って内省したものを持論化し、それを次の業務につなげていく。

　このサイクルを自ら回せる人材であれば問題ないのですが、経験の浅いスタッフは特に内省（振り返り）を自ら行なうことが難しく、上司や先輩からの外的な支援を必要とします。

図表1 経験学習サイクル

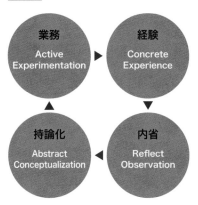

業務から持論化までが一つのサイクル。業務と経験のみになってしまうことが多い。

コーチングが万能ではない

　内省支援の手法として、2000年代後半からもてはやされるように
なったのがコーチングです。コーチングは一言でいえば、「問い掛けに
よって他者の目的達成を支援する技術」です。

　上司からの問い掛けにより、部下に自分の現状と目指すべきゴールの
ギャップを振り返ってもらい、ギャップを埋めるために今後何をしてい
くべきか、部下の話に耳を傾けながら、部下の中にある答えを引き出し
ていく手法です。

　コーチング以前には、上司が一方的に教えるティーチングが主流でし
た。しかしコーチングの広まりとともに、ティーチングは時代遅れで悪
い手法だという誤った認識が広がってしまいます。もちろんコーチング
は、うまく活用すれば大きな効果がありますが、決して万能ではありま
せん。たとえば、業務経験が未熟な部下にいくら気づきを促しても、本
人に蓄積されたものがない状態では答えようがありません。この場合は
ティーチングが必要です。重要なのは、ティーチングかコーチングかの
二項対立ではなく、バランスをとりながら部下育成を行なうことです。

フィードバックが目的とする働き掛け

　フィードバックは、コーチングとティーチングの両方を併せ持った、
より包括的な部下育成手法です。フィードバックでは、情報通知・立て
直しといった、二つの働き掛けを通じて、問題を抱えた部下や、能力・
成果の上がらない部下を成長させることを目指します。

情報通知

　部下がミスをしたり、自分の問題点に気づいていなかったりする場合
には、たとえ耳の痛いことであっても、部下のパフォーマンス等に対し
て情報や結果をちゃんと通知することが必要です。部下が自分の現状を

把握し、向き合うことを支援するのです。

立て直し

　情報を通知したからといって、それだけで部下の能力や成果は上がりません。上司からの客観的なアドバイスや支援が必要です。部下が自己のパフォーマンス等を認識し、自らの業務や行動を振り返り、今後の行動計画を立てる。それへの支援が、立て直しです。

　情報通知はどちらかといえば、一方向的に情報を伝えるティーチングに近く、立て直しは、相手の振り返りを促すコーチングに近いものです。両者を包括するフィードバックにより、より効果の高い部下育成を実現できるのです。

　人は他律を通じて自律を獲得します。部下を自律させるためには、耳の痛いことを伝えてその成長に付き合うこと。それが管理職の仕事です。

経験軸とピープル軸

　フィードバックの説明に入る前に、部下育成の基礎理論をお伝えします。フィードバックの効果を高めるために、「仕事の現場で人はどのように育つのか」を押さえておくことが大切だからです。私が管理者の方々にお伝えしたいのは、経験軸とピープル軸の二つです。

経験軸

　経験軸とは、部下の成長に必要な業務経験のことです。部下を成長させるためには、現在の能力でできるレベルより少し高めの業務、少し背伸びをすれば何とかこなせそうな業務を経験させることが必要です。これをストレッチ経験（背伸び経験）といいます。

　失敗のリスクが高すぎる仕事だと、本来の能力を発揮できなくなりま

図表2 ピープル軸の必要な支援

業務支援	相手が持っていない専門知識やスキル、情報などを教えること
内省支援	俯瞰的な視点・新しい視点など客観的な意見を伝えて、本人の気づきを促すこと
精神支援	励ましたり褒めたりすることで、部下の自己効力感や自尊心を高めること

人が育つためには、これらの支援を上司や先輩などからバランス良く受け取ることが大切です。

すし、やり慣れている仕事を繰り返すだけでは能力が伸びることはありません。上司は部下にストレッチ経験を積ませるため、過度な負担を取り除いたり、適切な調整を与えたりする必要があります。

ピープル軸

　ピープル軸は、職場の人たちからのさまざまなかかわりと支援です。私の研究[3]では、人が育つためには他者からの三つの支援、▷業務支援 ▷内省支援 ▷精神支援 ── が必要であることがわかっています（図表2）。

　職場で人が育つには、経験軸とピープル軸の両面からの育成環境が重要で、二軸の多寡によって、図表3のように表現できます。フィードバックは、この経験軸とピープル軸を生かした部下育成手法です。

　たとえば、経験軸でストレッチ経験が必要だと述べましたが、難易度が高い仕事に取り組む本人が自分の現状を客観的に判断するのは難しいものですし、失敗する可能性もあります。そうしたときに本人が現実と向き合う支援をするため、耳の痛いことでもしっかり伝えるフィードバックの情報通知が必要なのです。

　またピープル軸の三つの支援のうち、「業務支援」はフィードバックの「情報通知」によって、「内省支援」と「精神支援」は、フィードバックの「立て直し」によって可能になります。

fd

c) c) cc

fd

cf

人を育てる

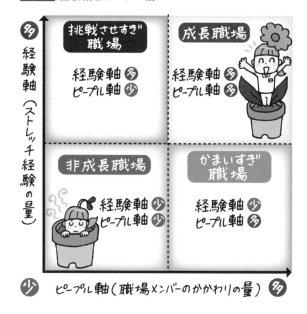

図表3 経験軸とピープル軸

一般に、経験の浅い人ほど、自分の仕事の状況、置かれている状況、自分が出しているパフォーマンスを正しく認知することができません。このことをダニング・クルーガー効果といいます。フィードバックは、正しい自己認識（セルフ・アウェアネス）を形成するための部下育成法ともいえます。

フィードバックの基本的な技術

ここから、フィードバックの具体的なやりかたを解説していきます。

効果的なフィードバックをするために、図表4のプロセスで進めます。慣れないうちはこの流れのとおりにやってみてください。フィードバックのやりかたを間違えてしまうと、部下のパフォーマンス向上にはつな

図表4 フィードバックの全体プロセス

事前準備	フィードバックをする前の情報収集
フィードバック	1. 信頼感の確保：相手からの信頼を得る 2. 事実通知：鏡のように情報を通知する 3. 問題行動の腹落とし：対話を通して現状と目標のギャップを明確にする 4. 振り返り支援：原因を突き止め、未来の行動計画をつくる 5. 期待通知：自己効力感を高める
事後フォロー	フォローアップ

がりません。慣れてきたら、自分なりのやりかたを見つけていけばよいと思います。

事前準備

　フィードバックは、できるだけ具体的に相手の問題行動を指摘する必要があります。的外れな指摘や曖昧なアドバイスでは、部下は話を聞いてくれません。そのために、事前に情報収集することが必要不可欠です。その際にポイントとなるのがSBI情報です（図表5）。SBI情報によって、部下の問題点を具体的に指摘することができます。

　SBI情報を集めるときは、上司の主観・解釈・評価をなるべく排除し、

図表5 SBI情報

S Situation	どのような状況で、どんな状況のときに
B Behavior	どんな振る舞いや行動が
I Impact	どんな影響をもたらしたのか、何がダメだったのか

客観的に観察することが大切です。また、なるべく多くのSBI情報を収集しましょう。たくさん集めるほど部下の問題を多角的に検証でき、伝える際の説得力も増します。周囲の同僚などにヒアリングをするのもいいでしょう。

　なお、「一回のフィードバックで指摘する問題点は一つ」が原則です。複数の指示や指摘を与えても結局は部下の頭に残らず、効果が出ません。

フィードバック

信頼感の確保

　いよいよフィードバックの実践です。場所は、なるべく他人の目に触れず、情報が漏れない個室がベストです。まずは雑談から始めて、相手の緊張をほぐしていきましょう。信頼感の高い上司であるほど、フィードバックの成果も上がります。内心では腹を立てていたとしても、相手をリスペクトする態度で臨み、部下の心理的安全と信頼感を確保しましょう。

情報通知

　部下の緊張がほぐれてきたら本題に入ります。回りくどい言いかたをせず、最初に面談の目的をストレートに伝えることが大切です。

　「ところで、今日Ａさんに来てもらったのは、Ａさんのふだんの行動で改善してほしいところがあるからなんです。そのことについて一緒に改善策を考えていきましょう」

　部下に行動変容を促すのには一定の痛みが伴うものです。相手にしっかり向き合って、「一緒に改善していこう」と誘いましょう。

　続いて、事前に収集したSBI情報をもとに、部下に問題点を具体的に伝えます。ここで最も重要なことは、鏡のように伝えることです。できるだけ主観や感情を排除し、起こっている事実を起こっているとおりに

伝えてください。

　鏡のように客観的に話すコツは、「〜のように見える」と話すことです。英語で言えば「It seems」の感覚です。

> 「私には、あなたの先日の行動は、こういうふうに見えるけど、どう思う？」

　大切なのは、決めつけないことです。最後に「どう思う？」と投げ掛けることで、相手を追い詰めるのではなく、言い分を主張する余地を残しましょう。こうすることで指摘を素直に受け止めてくれる可能性が高まります。

問題行動の腹落とし

　上司が一方的に問題点を指摘しただけで、部下がすべて理解してくれるわけではありません。ほとんどの場合で、理解はしていないと考えてください。ここからは、腹落としのための対話を行ないます。

　どんな場合でも、相手には相手なりの言い訳や理由があります。上司と部下で認識が異なることを前提に、相互の理解が一致するまで対話を重ねましょう。このステップがなければフィードバックの意味がありません。しっかり部下と向き合ってください。

　ポイントは、問題のある現状と目指すべき目標との、ギャップを明確にすることです。ギャップがわかれば、「今の自分に問題がある」ことが理解しやすくなります。ノルマの数字や事前に設定していた目標など、具体的に示しやすいギャップがあれば、直接それらを示しましょう。そうでない場合は、「本来ならば、その仕事の先にどんな光景が広がっているはずなのか」を問い掛けてみます。部下が答えに詰まるようなら、こちらで言葉を継ぎ足しながら対話を続けます。お互いの共通認識ができ、問題点が腹落ちしたと感じたら次のプロセスへ進みます。

図表6 振り返り支援の三つのポイント

1. What ? 何が起こったのか？	「過去・現在にどのような状況で、どのような行動をとり、それがどんな問題を引き起こしたのか」を言葉にしてもらいます。なるべく具体的に問題発生プロセスを再現してもらうため、「Who（誰が）」「When（いつ）」「Where（どこで）」「What（何をした）」を詳しく問うのもいいでしょう。これができないうちは、上司の指摘が腹落ちしていないといえます。
2. So what ? それは、なぜなのか？	「What?」で描写した問題がなぜ起きたのか、原因を探していきます。自分の力で原因を明らかにすることで理解が深まり、改善へのヒントも見えてきます。部下によっては沈黙してしまうこともあるかもしれませんが、適切な問い掛けをしながら、部下が自力で言葉にできるまで待ちましょう。
3. Now what ? これからどうするのか？	問題行動と原因が明らかになったら、改善のための新たな行動計画と目標を、部下自身に立ててもらいます。この行動計画と目標が、次回以降のフィードバックの素材になります。

振り返り支援

　次は、過去と現在をもう一度振り返り、未来の新たな行動計画や目標を作り出すステップです。ポイントは、部下自身の言葉で振り返ってもらうこと。自分で言葉にすることで、客観的に状況をみられるようになり、気づきを得られるようになります。そのうえで、部下に「自分は何をすべきか」を自己決定してもらいましょう。上司が「こうしなさい」と押し付けてはいけません。

　上司は適切な質問を投げ掛けて支援します。 **図表6** の三つのポイントを話してもらうよう、部下を導いていきましょう。

期待通知

　最後は、部下の「やればできる」という自己効力感を高めるため、「今後も期待している」ことと、「最大限にサポートしていく」ことをしっかり伝えましょう。部下は厳しいことを言われてネガティブになっているので、最後は希望を持たせて送り出しましょう。

　また、これまでに何度も同じ指摘を受けてきた部下の場合は、再発

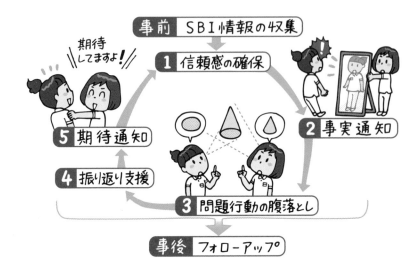

図表7 フィードバックのプロセス

することを前提に「再発予防策」を立てておきます。「今抱えている問題はどのような場合に再発してしまうのか？」「再発してしまいそうになったら、自分としてはどうするのか？」といった対策を、部下と話し合って事前に決めておくことが重要です。

事後フォロー

　フィードバックは面談して終わりではありません。事前と事後を含んだプロセスも含んでフィードバックが成立します（図表7）。事後には、行動改善ができているかフォローアップしていくことが大切です。できれば週に1回、最低でも隔週1回くらいはチェックする機会を持ちましょう。

　また、フィードバックは1回で終わることはまれです。人を変えるためには手間暇がかかります。上司と部下は違う人間であり、百パーセン

ト理解しあえることはない前提をもとに、それでも諦めずに部下の成長を信じ、対話を続けていきましょう。

フィードバック成功のポイント

SBI 情報を収集するために

　フィードバックがうまくできないのは多くの場合、そもそも部下のSBI 情報を把握できていないことが原因です。日ごろから SBI 情報を収集するために、「1 on 1」と呼ばれる15分程度の個人面談を週1回か隔週1回は行なうことをお勧めしています。

　朝の声掛けも効果的です。毎朝一言、二言、「あの仕事どう？」「何か困ったことある？」と声をかけるだけで、さまざまな話を聞き出すことができます。

フィードバック中は無駄に褒めない　図表8

　フィードバック中にフォローのつもりか、「いろいろ言ったけど、あなたにもいいところがある」などと変に褒めてしまう上司がいますが、これは逆効果です。「白々しい」と思われたり、褒められたことだけが印象に残り、いちばん聞いてほしい「耳の痛いフィードバック」はすっかり忘れられたりするので注意しましょう。

時間を確保する

　フィードバックをしっかりやろうと思ったら、想定の倍以上の時間がかかると思ってください。1時間と思っていたらまず2時間はかかります。忙しいとは思いますがしっかり時間を確保しましょう。

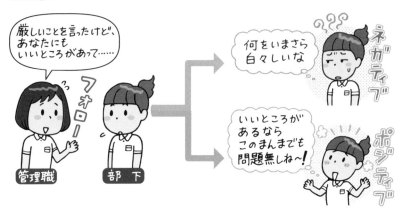

図表8 無駄に褒めない

ベストタイミングは「即時」と「移行期」

　フィードバックのタイミングには鉄則があります。一つは、問題が起きたら即行なうこと。時間が経つと部下は詳細を思い出せなくなりますし、トラブルも解決しづらくなります。もう一つは、昇進や異動から間もない移行期に行なうこと。精神的に不安定になる一方、外からの声を受け入れて変わりやすいこの時期は、フィードバックのチャンスです。

ありがちな反応への対応方法

　次に、フィードバックを受けた部下にありがちな反応と、それぞれへの対応方法を解説します。

言い訳ばかりしてくる「とは言いますけどね……」図表9

　他人や環境のせいにして、あれこれ言い訳を並べ立てる部下。まずは、言い訳を好き放題言わせてあげましょう。そうすると必ず論理のほころびや矛盾が出てくるので、そこを突破口にします。こんな問い掛けが効

図表9 部下の言い分をオウム返し（リピーティング）する

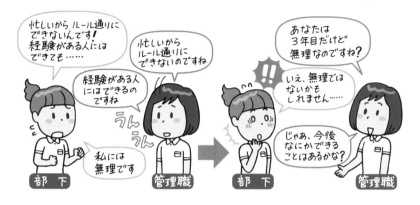

果的です。

> 「具体的にはどんなことをしているの？」（自分の行動を具体的に振り返ってもらう）
>
> 「それは傍観者に見えるよ」（自分にも責任があると自覚させる）
>
> 「何かできることはないのかな？」（部下の口から解決策を引き出す）

　いきなり「でもね……」「しかし……」と言ってこちらの言い分を述べる、といったようなことはNGです。部下は否定されたととらえ、指摘を素直に受け取れなくなります。まずは部下の言い分をオウム返し（リピーティング）することから始めましょう。

> 部下：「勤務中は忙しくて、ルールどおりにできないこともあるんです！」
>
> 上司：「勤務中は忙しくて、ルールどおりにできないこともあるんですね。でも他の人はルールどおりにできているんですよね」

自分に都合よく解釈する「まるっとまとめちゃう」

　厳しいことを言われたショックを和らげるためか、「なるほど、要は〇〇すればいいんですね」などと、都合の良いところだけ取り出し、安易にまとめてしまう人がいます。曖昧な言葉でまとめられたときは、「それって具体的にはどういうことだと思う？」と尋ね返し、具体的な行動レベルに落とし込みましょう。

　いつまでものらりくらりと逃げ回るようであれば、「私の言いたいことはそうじゃない」とか、「指摘の都合の良いところだけ抜き出して理解されているように見える」と、ストレートに伝えることも一計です。

お膳立てしても挑戦しない「ノーリスク」

　責任のある仕事に抜擢しようとすると、かたくなに拒否する部下がいます。新しい仕事を避けようとするのは、今のままでも自分が安泰だと思っているから。しかし、周囲の環境等が変化していくなかで、自分だけが何もせず安泰ということはありえません。このようなタイプには、「挑戦しなくてもいいけど現状維持ができるわけではない。このままだとあなたはこうなる」と将来の見通しを伝え、危機感を与えることです。

　ただし、強引にチャレンジさせても成果はあがりません。部下のキャリアビジョンもしっかり聞き、新しい仕事とのズレがないかの確認は必要です。

自分自身がフィードバックを受けて成長しよう

　フィードバックの技術を高めるためには、自分がよきフィードバックを受けることが非常に有効です。信頼のおける人を選んで、あなた自身がフィードバックを受けてみましょう。職場にとどまらず、他の集まりを見つけてみるのもいいと思います。

　上司や同僚に協力してもらって「模擬フィードバック」をやるのもお勧めです。私が開催している研修では、シナリオを作ってフィードバックを実演してもらい、その様子の録画で振り返りをします。録画を見ると、思った以上に目が泳いでいたり、早口だったり、高圧的だったりと、自分の短所に気づくことができます。

　フィードバックには痛みが伴うものです。痛みがあるからこそ、自分を変えようという動機が生まれます。もしあなたが最近そうした痛みを味わっていないとしたら、自分の成長が止まりつつある危険信号かもしれません。

　自分がどう見えているかは、なかなか自分ではわからないものです。まずはあなた自身が鏡の前に立ちましょう。見える化なきところに成長はありません。管理職としてさらなる成長を目指しながら、フィードバックの能力を高めていきましょう。

おわりに

　フィードバックについて解説してきましたが、ここで改めて考えていただきたいことがあります。フィードバックは、目指すべき目標があり、目標と現状とのギャップを埋めるために行なうものです。上司と部下で、

目指すべき目標についての共通の認識ができていない場合、フィードバックで何を言われても部下には響きません。「今さら言われても……」とか「そんな目標はなかったですよね」とか「そんなこと聞いていません」と言われて終わりです。

　結局のところ、部下の育成は、いかに仕事を任せるかというところに行き着きます。仕事を任せるときは

> why do：なぜやるのか
> why me：なぜ私がやるのか
> how do：どうやるのか（ほかの仕事はどうするのか）

を伝えましょう。

　時間をかけてこれをしっかり説明しなければ、任せたことにはなりません。そして、任せたら、うまくできているか定期的に見ること。これはすでに説明したとおり、1on1などを通じてSBI情報を集めていくことです。

文献

1) 中原淳. フィードバック入門. 東京, PHP研究所, 2017.
2) 中原淳. 実践！フィードバック. 東京, PHP研究所, 2017.
3) 中原淳. 職場学習論. 東京, 東京大学出版会, 2010.

2 アドラー心理学を スタッフ育成に生かす

向後千春 こうごちはる

早稲田大学人間科学学術院　教授

1981年早稲田大学第一文学部心理学専修卒業。89年早稲田大学大学院文学研究科博士後期課程心理学専攻単位取得満期退学、博士（教育学、東京学芸大学）。日本タイムシェア株式会社、富山大学教育学部講師・助教授、早稲田大学人間科学学術院助教授を経て、2012年4月から現職。専門はインストラクショナルデザイン、eラーニング、教育工学、作文教育、アドラー心理学。看護師教育のeラーニング教材「CandY Link」（メディカ出版）の教えかた監修も務める。

アドラー心理学とは何か

　みなさんは、「アドラー心理学」という言葉を聞いたことがありますか？　2013年に出版された「嫌われる勇気」（岸見一郎・古賀史健著、ダイヤモンド社）はビジネス書としてよく読まれ、ミリオンセラーとなりました。この「嫌われる勇気」の基礎になっているのがアドラー心理学です。

　同書のなかでは、アドラー心理学の考えかたが誇張されすぎているきらいはあります。しかし、アドラー心理学の考えかたが、現代に生きる私たちの心の琴線に触れることがあったからこそ、この本が広く読まれたのだと思います。

　実は「嫌われる勇気」というのは、アドラー自身の言葉ではありません。しかしここには、日々、人間関係にエネルギーを消費させられて

いる現代人に対して、訴えるものがありました。「嫌われてもいいから、ズバズバと相手にものを言いたい。でもそんなことをしたら、どんなしっぺ返しがあるだろうか」と迷っている人たちに、解決の糸口を示したのです。

　人間関係に気を遣い、うまくいかないことがあってもそれを押し殺し、表面的に良い関係を保たねばならない……と悩んでいる人々に、このキーワードが刺さりました。

　しかし、たとえ嫌われる勇気を持ったとしても、人間関係の悩みがすぐに解決するわけではありません。残念ながらアドラー心理学はそのような特効薬ではありませんが、学ぶ価値がある理論であることは確かです。その理由は、アドラー心理学が「人間が生きるとは、どういうことなのか」を正面から取り扱おうとしている点にあります。

　現代の心理学は、幅広い領域をカバーしています。生理心理学、学習心理学、発達心理学、認知心理学、社会心理学、臨床心理学など、多岐の領域に専門化され、同時に詳細化されました。それは科学の発展としては自然なことです。しかし一方で、一人の人間を丸ごととらえ、その人生の生きかたと生きる意味を見いだすためには、細分化されすぎてしまったといえます。

　アドラー心理学は、今からおよそ100年前の20世紀初頭に、アルフレッド・アドラーがつくり上げた心理学です。そのいきさつや特徴については「幸せな劣等感」（向後千春著、小学館新書）で詳しく紹介されています。心理学が哲学や生理学から独立して、自立した科学として出発した、まさにその時代にアドラー心理学は生まれ、その後の心理学の各領域に大きな影響を与えました。

　アドラー心理学は、人間が生きるということを全体としてとらえようとしています。その理論はシンプルでありつつ、洞察に富んでいます。

アドラー心理学を自身の生きかたに取り入れることによって、より生きやすくなることでしょう。また、より幸せに生きることができるようになるでしょう。

「生きる」とは人生の課題を果たすこと

　先述したように、アドラー心理学は人間が生きるということを全体としてとらえようとしています。

　「何のために生きるのか」「生きる意味とは何か」と問われたとき、それに対して答えることは、なかなか難しいものです。しかし「どの方向に向かって生きるのか」という問いに対してならば、大部分の人は次のような答えに同意すると思います。それは「幸せになるために生きる」ということです。

　幸福に関する国内や国際的な調査によると、次のようなことがわかっています。

　まず、幸福に影響する要因として、家計状況（収入）と健康が挙げられます。しかしそれは必要条件であって、一定のところで影響はなくなります。つまり、いくら収入が増えても、一定の時点で幸福度はそれ以上には上がらなくなるのです。具体的には、2011年度の内閣府調査によると、年収400〜600万円に達すると幸福感はそこで上昇しなくなることがわかっています。

　では何が幸福度に影響するのかというと、家族関係であり、友人関係であり、職場の人間関係なのです。これらの三つはすべて人間関係に関連したことです。これこそがアドラーが100年前に指摘した「人生の課題（ライフタスク）」に他なりません。

　アドラーは、「生きるということは、それぞれの人に与えられた人生

の課題を果たすことだ」と主張しました。人生の課題は大きく三つあります。それは端的に「仕事、交友、愛」と言い表されます。

　私たちのほとんどは、仕事をすることで自分と自分の家族を支え、友人を作ることで人生の楽しみを分かちあい、パートナーを見つけて家庭を作ることで次の世代を育てていくのです。

　この「仕事、交友、愛」のすべてにおいて「人間関係」がかかわってきます。つまり、私たちの人生の喜びも悩みもすべて人間関係によるものです。そうした人間関係のなかで私たちは成長していくのです。

アドラー心理学を構成する概念

　アドラー心理学を構成している重要な概念は三つあります。それは**劣等感**、**ライフスタイル**、**共同体感覚**です（**図表1**）。

　私たちは未熟な状態でこの世に生まれてきます。成長して自意識を持つころには「こんな自分になりたい」という願望を、誰でも持つようになります。この理想的な自分のイメージを持ち、それに向かっていくことを、アドラーは「優越への追求」と呼びました。

　私たちは、誰でもより優れた自分になりたいという願望を持っています。しかし、現実の自分はその理想像からはかけ離れていて、不十分であり、未熟な自分なのです。このとき理想の自分から見た現実の自分とのギャップが**劣等感**を生み出します。

　劣等感はネガティブな状態ではありますが、誰もが劣等感を抱いています。なぜなら、現実の自分が理想の状態であるという人はいないからです。

　誰もが未熟であり、不全感を抱いています。その状態で努力をして、理想の自分に少しでも近づこうとしているのです。不完全ではあるけれ

図表1 アドラー心理学の3つの中心概念

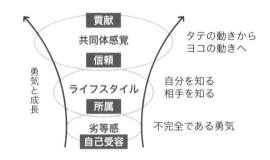

ども、少しでもより優れた自分になろうとして努力している状態を自分で受け入れることができれば、安定して成長していくことができます。この状態を「不完全である勇気」と呼びます。

　このように努力し成長していくなかで、自分の得意な部分と苦手な部分がだんだんとわかっていきます。そして自分の得意な部分を生かして、自分のいる共同体（家族、友人、職場）のなかでの居場所を見いだしていきます。これを「共同体への所属」と呼びます。

　私たちは、常に自分のいる場所に所属を見いだそうとする存在なのです。なぜならば、一人では生きていけないからです。

　自分の得意な面を生かして、所属を果たしていくなかで、自分の個性が決まっていきます。これを**ライフスタイル**と呼びます。自分のライフスタイル^{注)}は、自分にとってあまりにも自然なことなので意識するこ

注：もし自分のライフスタイルを知りたければ、「アドラー"実践"講義」（向後千春著、技術評論社）または「人生の迷いが消える　アドラー心理学のススメ」（向後千春著、技術評論社）に診断シートが掲載されています。これは、簡単な質問に答えるだけで、その人のライフスタイルを四つの類型に分けて診断するものです。

とはありません。

　このようにライフスタイルを成長させながら、私たちは自分の家族や友人、職場で働く仲間たちとの関係性を作っていきます。そのなかで、互いに競合的な関係ではなく、協力しあう関係を見いだしていくのです。これをアドラーは「共同体感覚を身に付けること」と呼びました。

新人看護師は「劣等感」を抱く存在

　アドラー心理学を看護の現場でスタッフ育成に生かしていくには、前述の「劣等感、ライフスタイル、共同体感覚」のキーワードがヒントになります。

　新人として入ってきたスタッフは、常に劣等感を抱く存在です。そういうスタッフに対して、誰でも不完全であるが、努力によって成長し、理想的な自分に少しでも近づけることを伝え、勇気づけたいものです。

　しかし、それでもお互いに行き違いや諍いが生じることでしょう。そんなときは、自分のライフスタイルを知り、相手のライフスタイルを理解し、お互いの違いを意識することで解決の糸口が見つかるでしょう。そして最終的には、職場の皆が共同体感覚を持って、協力しあう仲間になることを目指していくのです。

2章

戦略的マネジメント
と業務改善の秘策

沢渡あまね　さわたりあまね

作家・企業顧問／ワークスタイル＆組織開発。『組織変革 Lab』主宰。

あまねキャリア CEO ／ NOKIOO 顧問／大手企業人事部門顧問ほか。DX 白書 2023 有識者委員。400以上の企業・自治体・官公庁で、働き方改革、組織変革、マネジメント変革の支援・講演および執筆・メディア出演を行なう。著書「新時代を生き抜く越境思考」「『推される部署』になろう」「職場の問題地図」他。＃ダム際ワーキング 推進者。

「忙しさ」の原因は、実はあなたの時間の使いかたや環境にあるのかもしれません。

こんな場面に、思い当たることはありませんか？

看護管理者を忙しくさせる要因

① 仕事を部下に任せきれず自分で抱え込む「私がやったほうが早い！」

② 「やっぱり現場が好き！」患者さんの話に耳を傾けていたら残業に……

③ 部下と上司の板挟み！ 不要な気遣いで時間を浪費

④ 周りに相談できない、揉めごとを一手に引き受けてしまう……管理者としてのプライドが仕事を増やす！？

⑤ 「え、辞めるの？」突然の辞表に大慌て

⑥ 任命されたもののロールモデルがない！ イチからのスタートどうすればいい！？

⑦ 誰にでも公平に……とスタッフの希望を聞いていたら勤務表が組めない！

⑧ 自分勝手なドクターに振り回されて時間が足りない

⑨ 他部門の厄介事まですべて看護師長のところへ？

⑩ その会議、私も出なければいけないですか？

　ここに示すような場面に思い当たる節はありませんか？　一つでも大変ですが、ときには複数が同時多発的に起こることもありえます。そしてそのときに感じたストレスが「忙しさ」として認識されるのではないでしょうか。「管理者だから、忙しいのは仕方がない」と、諦めていては何も変わりません。それどころか「忙しさ」は増す一方です。

　では、どこから変えていったらいいのでしょうか？　その解決策を、日本の職場においてよくみられる「問題あるある」を示した「職場の問

題**かるた**」の札を例にして考えます。筆者は2018年11月に、京都府看護協会でこのかるたを使ったワークショップを実施しました。その中で参加者である師長どうしがそれぞれの職場の問題を「言える化」していきました。

「職場の問題かるた」（技術評論社、沢渡あまね 作／戸松遥 CV ／白井匠 絵）
「あ」〜「ん」の46音で始まる、日本の職場の問題あるあるを示したかるた。文字と絵と声（読み声）で、職場の「ムリ」「ムダ」「おかしい」を気づきやすく／言いやすくする効果がある。https://gihyo.jp/book/2017/978-4-7741-9193-5

あなたの職場に潜む二匹の妖怪
「モヤモヤ」と「常識」

日本の職場には、われわれの生産性向上の足を引っ張る二匹の妖怪がいます。それは、妖怪モヤモヤと妖怪常識です（**図表1**）。

どんなモヤモヤや常識があなたの組織の生産性向上を妨げているので

図表1 日本の職場に潜む妖怪

2匹の妖怪が、今日も悪気なく私たちの生産性を下げている

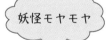
妖怪モヤモヤ

「目的が見えない」
「誰が何をやっているのかわからない」
「進捗不明」
「タスクが見えない」
「お互いのスケジュールがわからない」
など

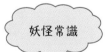
妖怪常識

「管理者なのだから
これくらいできて当たり前」
など

しょうか。それは職場によって異なります。なぜなら組織は生き物だからです。環境や集まっている人の特性によっても違ってきます。だからこそ、自分たちなりにこの二匹の妖怪の正体を明らかにして（＝言語化して）正しく向き合っていかなければ、状況は良くならないのです。

　では、あなたの職場の妖怪の正体を、「職場の問題かるた」を使って見える化してみましょう。

仕事を言語化・視覚化して脱属人化する

　はじめに紹介するかるたは「わ」。「私が倒れたらどうするの？」です（図表2）。

　これを「看護管理者を忙しくさせる要因」のうち、「①仕事を部下に任せきれず自分で抱え込む『私がやったほうが早い！』」と「⑧自分勝手なドクターに振り回されて時間が足りない」の解決策に関連させてい

図表2 「わ：私が倒れたらどうするの？」

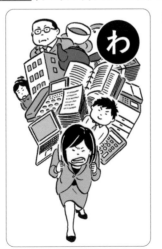

わ

私が倒れたらどうするの？

きます。

　「自分で仕事を抱え込んでしまう」「相手に振り回されて、自分の仕事の時間が確保できない」という二つの事象の根底にあるのは「モヤモヤ」です。ずばり「自分の仕事が言語化できていない」状態、すなわち、あなたの仕事がモヤモヤしている状態です。このモヤモヤが次のようなメカニズムによって悲しい景色を生み出すのです。

---

①の場合

　あなたの仕事を言語化できていない → 他人に説明できない → 育成できない → 自分でやったほうが早い！

⑧の場合

　あなたの仕事を言語化できていない → 相手はあなたの忙しさに悪気がなく気づけない → リスペクトされない → 相手に振り回される！

　この状態（いわゆる仕事の「属人化」）は、組織としても個人としてもきわめて危険です。あなたが休めなくなる（！）そして、あなたが倒れたら仕事が回らなくなる（！）のです。

どこから変える?

　とにかくあなたの仕事を言語化しましょう。すべてはそこからです。毎日行なっている「当たり前」のルーティンワークや管理業務、あるいは突発的な出来事に対する対応など、すべてを付箋に書き出してみます。

　「書き出すとなると思いつかなくて手が止まる」という方、無理もありません。日ごろから脊髄反射のように当たり前にさばいていた仕事です。これまで他人に説明する機会がなかったのですから、言語化できな

図表3 仕事を言語化・視覚化する

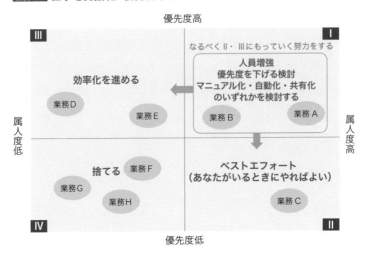

くて当然です。そのような場合は第三者の力を借りましょう。

- 同僚と一緒に書き出す
- 若手に質問してもらいながら書き出す
- 外部の専門家（コンサルタントなど）の力を借りる

　こうして書き出したあなたの仕事を、**図表3**のようにホワイトボードなどに貼り出して、優先度と属人度の二軸など、何らかの軸で並べてみてください。このようにいつもの仕事を並べるだけでも向き合いかたが変わり、冷静に考えられるようになります。たとえば、

- 「この仕事、私じゃなければダメなんだっけ？」
- 「この仕事は○○さんのほうが得意なはず」
- 「この仕事、もはややらなくてもよいのでは？」
- 「これって IT を使えばラクできるよね？」

　これが言語化および視覚化の効果です。できれば複数人でワイワイ、ガヤガヤと議論してみてください。

　人は、見えないものには正しく向き合えない生き物です。飛び込んできた仕事を順番に、とにかく打ち返そうとし、打ち返せないものは自分のなかに抱え込んでしまいます。だからこそ、いったん仕事を言語化・視覚化して向き合いかたを考えてみます。あるいは相手に見せてみます。これが脱属人化の基本です。試してみてください。

管理者の仕事を棚卸しして見つめ直し、改善策を見つける

　では次に、「む：ムダをムダだと気づかない」「ふ：増えるばかりで、減らない仕事」、この二つのかるたを見てください（**図表4**）。何か思い当たるシーンはありませんか？

図表4　「む：ムダをムダだと気づかない」と「ふ：増えるばかりで、減らない仕事」

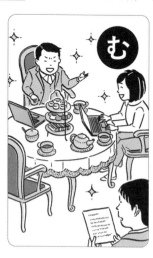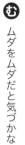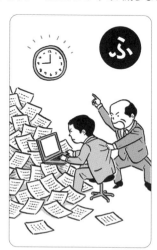

これらのかるたを「②『やっぱり現場が好き！』患者さんの話に耳を傾けていたら残業に……」「③部下と上司の板挟み！　不要な気遣いで時間浪費」「④周りに相談できない、揉めごとを一手に引き受けてしまう……管理者としてのプライドが仕事を増やす！？」「⑨他部門の厄介事までぜんぶ看護師長のところへ？」という四つの要因に結びつけながら、考えていきましょう。

　あなたが管理者として本来やらなければならない仕事は何でしょうか？　組織として管理者に求める期待役割は？　これらがモヤモヤしている状態もまた、管理者のストレス、ひいては組織のストレスを量産しつづけます。

　実はムダなことをやってしまっていたり、雑事がすべて管理者に一極集中してしまったりすることは、看護業界に限らず、あらゆる職種に共通する特徴です。また、仕事は放っておいたら勝手に増えていきます。だからこそいったん立ち止まって仕事を俯瞰し、減らす取り組みを行なうことこそが大事なのです。

どこから変える？

　「管理者として本来すべきことは何か」を、まずは議論して整理する時間をとってください。そうしなければ、いつまでたっても何がムダで何がムダでないのか、組織内での認識が合わず、改善されません。

　幸か不幸か、日本の組織では管理者にあらゆる仕事が集中しがちです。だからこそ管理者の仕事を棚卸しし、見つめ直すことで、ムダな仕事やボトルネックが見えやすくなります。その過程で「この仕事は担当者に任せてもよいのではないか？」「これはドクター側に改善してもらいたい」「これは経営サイドに判断してもらう」など、周辺との関係性も見えやすくなり、説明もしやすくなります。その際には、上司への不要な

気遣いや、もはや時代遅れでムダなカロリーを奪うだけの「残念なビジネスマナー」なども、"優しく"なくしていくことを決めましょう。

　筆者は2018年、著書「マネージャーの問題地図」[1]にて、これからの管理職に求められる役割を「5つのマネジメント、9つの行動」として説明しました。よろしければ、同書を広げながらあなたの職場の管理者の役割を話し合い、再定義してみてください。

手を替え・品を替え・景色を替えスタッフが本音を言える環境に

　次にアプローチするのは「⑤『え、辞めるの？』突然の辞表に大慌て」です。そんなそぶりがない人が突然辞める。そこには本音のモヤモヤがあります。そしてここで注目したのがこのかるた、「ほ：本音を言わないメンバーたち」（**図表5**）です。

図表5 「ほ：本音を言わないメンバーたち」

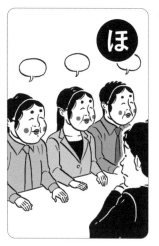

人はなぜ本音を言わないのでしょうか？　その原因はさまざまですが、突然辞める人については、ずばり「組織に対する無力感」が考えられます。すなわち「この人たち（あなたの職場）に何を言ってもムダだ」と本人が諦めてしまっていると考えられます。人は言ってもムダだと思っている相手に対して、わざわざ不平や不満を言いません。ましてや改善提案などしません。そしてあるとき静かに辞意を表明するのです。

どこから変える?

　本音や改善提案を発言しやすい雰囲気にするにはどうしたらよいのでしょうか？　「手を替え」「品を替え」「景色を替え」てみることです。

　たとえば、院長や管理者がスタッフと対話して、本音が出てこないのであれば、

> ● 若手スタッフだけで"ワイガヤ"してもらう（院長や管理者は若手スタッフから出てきた提案を受けとめる。決して否定しない！）
> ● IT を使って業務のムダを可視化できるようにする

など、手段やツールを変えてみるのもよいでしょう。それにより徐々に本音が言えるようになった組織もあります。

　あるいは、

> ● チームの定例会では、最初の 10 分は「ムリ・ムダ・おかしい！」を言い合う時間にする
> ● そこで出た意見や改善提案はホワイトボードに貼り出して進捗管理をする
> ● この「職場の問題かるた」をやってみる（ゲーム感覚で本音を言いやすくする）

など、ちょっとした工夫も効果的です。

　また、「ムリ・ムダ・おかしい！」を言語化できなかったり、気づかない・気づけなかったりするのであれば、

- 外部のコンサルタントを入れてファシリテーションしてもらう
- バックグラウンドの異なる人を中途採用や異動でチームに採用する（外の風を入れる）
- 本を読む／外の講演会や研修会に参加する

などといった景色の変えかたも考えられるでしょう。

　「手を替え」「品を替え」「景色を替え」のやりかたに王道はありません。なぜなら組織は生き物だからです。業界の慣習も違えば、スタッフの特性や価値観も違います。当然、外部環境も違ってくるので鉄板の答えはありません。さまざまな変えかたを試してみて、自分たちにとってしっくりとくるやりかたを模索するしかないのです。

　また、大事なことを一つ。こうしてあぶり出された問題や課題には必ず向き合ってください。放置されると「やっぱりこの人たち（あなたの職場）に何を言ってもムダだ」と思われ、スタッフは二度と本音を言わなくなります。何より「向き合う＝相手をリスペクトする」振る舞いが大切です。人は自分がリスペクトされていると感じると本音を言うようになります。あなたはスタッフをリスペクトできていますか？

外部の力を借りて自部署のロールモデルをつくる

　さて、あなたの職場は、「そ：外を知らない、井の中の蛙たち」
（**図表6**）のかるたが表すような環境になってはいないでしょうか？

　妖怪モヤモヤが出現しやすい環境は、「⑥任命されたもののロールモ
デルがない！ イチからのスタートどうすればいい！？」という問題を
引き起こす要因となりえます。とりわけ中堅層（30代半ば〜40代半
ば）が職場に少なく、近しい世代の背中を見ることなく育った新任管理
職世代にとって、このモヤモヤは大きな悩みのはずです。

どこから変える？

　組織内にロールモデルがいないのであれば、外に求めてみましょう。

図表6 「そ：外を知らない、井の中の蛙たち」

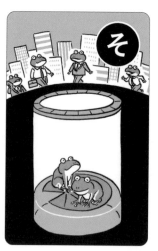

そ

外を知らない、井の中の蛙たち

- 他病院の師長と交流する
- 外部のフォーラムに参加する
- 講演者を招いて話を聞く
- 本を読む

　最近ではインターネットを通じて同じ職種の人たちが悩みを相談しあう場もあります。インターネットは時間や場所を選ばずに必要な情報を交換できる便利なツールです。活用しない手はありません。しかし、こうした時間の余裕を生むためにも、繰り返しになりますが、管理者の仕事を棚卸しして再定義することや、ムダな仕事を減らしていく取り組みは欠かせません。

「やりたい仕事」を任せてスタッフのモチベーションを上げる

　「⑦誰にでも公平に……とスタッフの希望を聞いていたら勤務表が組めない！」に代表されるように、全員の希望を聞いていたら管理者の仕事は成り立ちません。そして、「に：苦手な仕事を、苦手な人が、やらされ感で」（**図表7**）のかるたのような結末に陥ってはいないでしょうか？

　なかなか難しいこととはいえ、スタッフにとっては、一切希望がかなえられないのもまた悲しいものです。ときに「公平な痛み分け」も、スタッフの納得感を醸成するマネジメントの一つです。

どこから変える？

　たとえば「苦手な仕事（やりたくない仕事）」「やってみたい仕事」を

図表7 「に：苦手な仕事を、苦手な人が、やらされ感で」

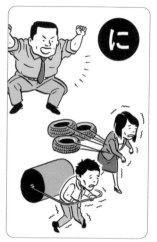

に

苦手な仕事を、苦手な人が、やらされ感で

スタッフに書き出してもらいます。そしてスタッフの特性や趣向を把握し、それぞれがやってみたいと感じていた仕事を、一つずつ任せていってはどうでしょう？　そうした結果、他の苦手な仕事も率先して取り組むようになった職場を筆者は知っています。また、得意な仕事を苦手な人から率先して引き取る文化が醸成された中小企業もありました。

　一人が10の仕事を抱えているとして、10の仕事すべてが苦手な仕事、やりたくない仕事だとしたらモチベーションが下がって当然です。しかし、好きな仕事ややりたい仕事を一つでも任せてもらえたら、「まんざらでもない」「頑張ってみよう」と思うかもしれません。また、皆がやりたくないと思っている仕事を持ち回りにするだけでも公平感が生まれます。

　あるいは「今月どうしてもかなえたいこと」をスタッフに申告してもらうのもよいでしょう。各自のかなえたいことを優先したシフトを組み、どうしても希望どおりにいかない場合は、「今月はごめんね。その代わ

り来月はあなたの希望を優先するね」と折り合いをつけることにより納得感が生まれるでしょう。すなわち心のモヤモヤを減らすことができるのです。

会議にムダがないか書き出し・論じ・改善する

最後に選んだかるたは「て：定例会議がずらずらずらーり」と「も：目的が見えない、わからない」です（**図表8**）。

これを「⑩その会議、私も出なければいけないですか？」の解決策につなげて考えてみましょう。

習慣化した定例会議の数々、さらにはなぜ自分が参加しているのかがわからない会議など、会議に対するモヤモヤも、われわれの時間とカロリーを悪気なしに奪いつづけます。そうこうしているうちに年度が変わり、気がつけば「定例会議がまた一つ新たに増えた！」ということも。

図表8　「て：定例会議がずらずらずらーり」と「も：目的が見えない、わからない」

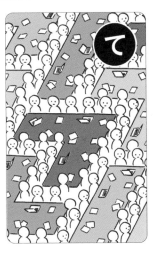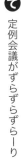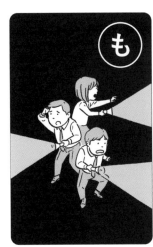

て　定例会議がずらずらずらーり

も　目的が見えない、わからない

この悲しい景色、いったいどうすればよいのでしょうか？

どこから変える？

　いつもの会議を、図表9 の「仕事の五つの要素」で、図などに落とし込み（図表10 参考）、どこにムダがあるのか、参加者を見直す余地はないかなどを、皆で議論して疑ってみてください。

　この五つは、筆者が著書「職場の問題地図」[2)] および「職場の問題かるた」の解説書などで何度も紹介している、仕事を再設計するための基本的な観点です。五つの要素に当てはめて考えてみると、さまざまな問題点や改善点が浮き彫りになります。

　会議も立派な仕事です。「ムダな会議を減らしたい！」、そう思っているだけでは残念ながら妖怪モヤモヤに支配された状態から脱していません。「書き出して」→「皆で眺めて」→「改善余地がないかを話し合って」→「実行する」、このプロセスにもっていくためにも、書き出しに

図表9 仕事の五つの要素

いつもの「会議」に当てはめて考えてみると……

目的	その会議は何のために、誰のために行なうのか？　何かを決める会議か？　単なる情報共有か？（ならばウェブサイト上など他の方法でもよいのでは？）
インプット	その会議を効率よく進め、期待した成果物（完了状態）を生むには、どんな情報やデータが必要か？
成果物	その会議の完了状態、達成状態は何か？　議題は？　終了時に何がどのように決まっていればよいのか？
ステークホルダー	その会議の参加者、あるいは巻き込みたい関係者・協力者は誰か？　インプットは誰から入手したらよいか？　成果物は誰のためのものか？
効率	その会議にかける時間は？　コストは？　準備時間や移動時間を減らすことはできないか？

図表10 会議を「仕事の五つの要素」で視覚化する

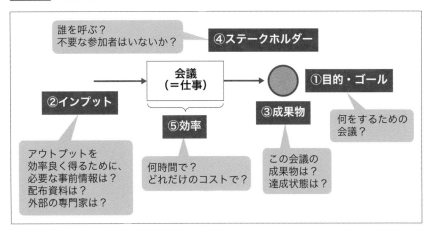

よる視覚化は大事なのです。

＊

　以上、あなたの職場の妖怪モヤモヤ・妖怪常識と向き合うためのポイントを「職場の問題かるた」の札を使って解説しました。できることから一つずつ、取り組んでみてください。その成功体験や、変化の実感こそが、あなたの職場にポジティブな変化とモチベーションをもたらします。

文献

1) 沢渡あまね. マネージャーの問題地図. 東京, 技術評論社, 2018.
2) 沢渡あまね. 職場の問題地図. 東京, 技術評論社, 2016.

3章

モノ・情報・時間の
整備〜管理

1 モノ・情報・時間の マネジメント

小野裕子 おのひろこ

ファイリング・コンサルタント／診療情報管理士／文書情報管理士

株式会社イトーキファイリング研究所を経て 2004 年に独立。民間企業から各種団体、行政、病院、個人事務所までさまざまな規模、業種業態の指導実績をもつ。ファイリングのノウハウを一般の家庭向けに応用した「小野式ライフファイリング講座」なども開催。最新著書に「整理・整頓が人生を変える」(法研)。

　どんな職場にも共通していることですが、仕事を進めるうえで、整理・整頓(片づけ)をするべきものは身の周りにたくさんあります。たとえば朝出勤してからの申し送りや各種ミーティング、労務管理などの際には、つどパソコン内の電子データや関連書類、カルテなどを「探す」「使う」「元に戻す」という行為を繰り返します。つまり「仕事とは『片づけの連続』である」ともいえます。

　片づける対象も、「モノ」「情報」「時間」を中心に、執務環境や頭の中(思考)などと多岐にわたります(**図表1**)。ゆえに「片づけ」が得意な人と不得意な人との差は大いに「仕事のスピードや仕上がり」に表れることを意識する必要があります。ちなみに職場で一日にモノを探し回る時間にどれだけ費やしていると思いますか？　もし20分とすれば一年間で80時間も無駄な時間を費やしていることになります。

　看護管理に携わる皆さんは、さまざまな管理業務を行なううえでデスクワークも多く抱えていることでしょう。そこで今回、よりマネジメント力を発揮できる時間や気持ちの余裕を持てるように、無駄やミスが減り、効率的に働くための仕事術を紹介していきます。

図表1 仕事を進めるために片づける対象

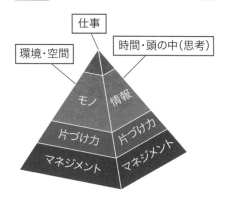

あなたの「整理度」をチェック！

ここで手はじめに皆さんの「整理度」をチェックしてみましょう。

質　　問	はい	いいえ
タイトルが書かれていないファイルがある		
使用しない文書がかなりスタッフステーション内にあると思う		
文書はほとんど穴をあけてファイルに綴じている		
必要な文書を取り出すのに時間がかかる		
退勤時、机の上に文書などが置かれたままでスッキリしていない		
スタッフステーションが全体的に雑然としている		
キャビネット内にあるファイルは特に分類されてはいない		
タイトルを見ても、中身がわからないファイルがある		
文書の保存期間がわからないものがある		
中に何が入っているのかよくわからないキャビネットがある		
定期的な文書整理はしていない		
自分以外は必要な文書がすぐには取り出せないと思う		
スタッフステーション内でダブリ（重複した）文書がわりとあると思う		

各項目の「はい」「いいえ」に印をつけてみてください。項目のなかには、自分で改善できることと、全体の問題として取り組むべきことがあります。両方含めて、規程などと照らし合わせてルールを作っていくことが大切です。

文書整理における三つの柱

文書整理を内部で進めていくにあたり、大きな基本方針である三つの柱があります。

不要文書の廃棄

文書整理上のいちばんの問題は「文書の量が多い」ことです。文書の量が多いと次のような問題が発生します。

- 収納スペースが不足する
- 余分な収納家具が必要 ▶ コストがかかる
- 文書の検索時間がかかる ▶ 時間のロス
- 整理が行き届かない ▶ 乱雑になる
- 環境が悪化する ▶ ストレスがたまる

不要な文書は思い切って廃棄することが必要です。文書をため込んでいる場合、50％は廃棄、20％は別の保管場所に移して保存、残りの30％が部署内で保管しておく価値のある文書といわれています。どんな文書が廃棄できるのかについては後述します。

文書の共有化

文書は、担当者が抱え込んで私物化してはいけません。もし私物化が

蔓延すると、次のような問題が発生します。

- 本人しかわからない
- 担当者の不在時に取り出せない　▶　仕事の停滞
- 外部からの問い合わせ等に対応できない　▶　対外的な信用が下がる
- 重複文書が増える　▶　文書量の増加
- 机周りが雑然としてくる　▶　環境悪化

　組織が保有する文書は共有化が原則です。突然自分が休んでも代理の人が速やかに必要文書が取り出せるような状況（体制）にする必要があります。それが共有化です。

文書に流れ（フロー）をもたせる

　文書は時間の経過とともに情報の利用価値が著しく低下し、やがて不要になります。文書作成後、半年を過ぎると利用度は10％に急低下し、1年後にはわずか1％になってしまうというデータもあります。ですから部署内に保管する文書は原則当年度と前年度の2年度分とし、それ以上必要な場合は別の場所に移動して保存します。部署内のみで保管する場合は、「保存」に相当する文書の置き場所を部署内で確保するとよいでしょう。

　ファイリングシステムでは、文書に「保管 → 保存 → 廃棄」の流れを作って管理し、部署内に文書を滞留させないようにします。電子データも不要なものは削除し、本当に必要なデータのみ保存するようにしましょう。

「モノ」のマネジメント

「やりかけ」の文書を管理する

　文書の整理やファイリングというと、処理済み文書の整理だけと思いがちですが、特に、やりかけのものについては、処理済みのものとは区別して管理ルールを決める必要があります。

　はじめに「やりかけ」の言葉の解釈を統一する必要があります。「やりかけ」とは、当日中に処理が終わらなかった未完結の未処理文書のことです。ファイリングでは「懸案（やりかけ）フォルダー」という本人名を表示したマチ付きのフォルダー（**図表2**）を使用して収納しておきます。量が多い場合はボックスファイルを使用してもよいでしょう。いずれにしても所在を明確にして、処理が終わったら早めに処置します。

図表2 懸案（やりかけ）フォルダー

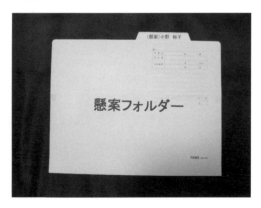

捨ててもよい書類を決める

　いらない書類がたまると、必要なものがそのなかに紛れて紛失してしまうことがあります。保管期限の決まっているもの以外、いらない書類は思い切って捨てましょう。以下のような書類は捨てられると考えます。

- 部署内（または個人）のファイル中で重複している同一の文書
- 印刷ずみ、データ入力ずみなどの文書
- 読み終わった新聞・雑誌類
- 電子媒体等に保存した文書（原紙不要のもの）
- 用ずみの問い合わせ・回答などの文書
- 年賀状、礼状、ダイレクトメール、宣伝物
- 期日が過ぎた会議・研修などの案内
- 古くなったマニュアル類
- 前任者から引き継いだ、見直すことはない文書（不要と判断されるもの）
- 古く内容が陳腐化した文書
- 過去1年間、利用されなかった文書
- 参考程度に送られてきた文書
- 保存年限満了の文書

書類以外のモノの片づけかた

次に、文房具や書籍など、書類以外の片づけ方法を考えてみます。

「整理」と「整頓」の意味

具体的な片づけ方法の前に、「整理」と「整頓」の違いを押さえておきましょう。

- 整理 … 要るものと要らないものをハッキリと区別して、要らないものは捨てること

- 整頓 … 必要なものを必要なときにいつでも取り出せるように、整えておくこと

これだけで「整理」と「整頓」には大きな違いがあり、「整理」をした後に「整頓」をすることがわかります。「整理」には常に、捨てる・廃棄・削除といった行為が伴います。「整頓」は「整えておく」とありますが、具体的には使いやすいように分類したり、並べ替えたり、見出しを表示したりすることです。

「整理」と「整頓」は各ローマ字先頭の「S」をとって「2S」と呼びます。文房具などのモノの片づけについては、この「整理」「整頓」の原則に従って進めていけばスッキリと使いやすくなります。

文房具や備品類の片づけ

文房具などは必要な量だけ（定量）、指定席（定位置）で管理します。出し入れをしやすいように、収納用具（容器）も統一的なトレイなどを使用します。各トレイの前面に、内容（「のり類」や「テープ類」等）を表示し、棚にも同様の表示をつけることにより、トレイの戻し場所を固定します。

収納場所は、よく利用するものは使い勝手の良い場所に、利用頻度が低いものや危険なもの（大きなカッターなど）は最下段に収納します。

「情報」のマネジメント

パソコンのデスクトップを片づける

　机の上がスッキリしていれば仕事がはかどるように、パソコンのデスクトップも常にスッキリさせておくことが大切です。ゴチャゴチャしていると次のような問題が発生して、仕事の効率がダウンします。

- パソコンの起動時間が遅くなる
- 一目でわかりにくく検索に時間がかかる
- 必要なデータを誤って削除したり、紛失したりする

　ゴチャゴチャしているデスクトップを、てっとり早くスッキリさせる方法があります。

　まず、デスクトップに「仮置きフォルダ」を作ります。その中にさらに、①処分 ②保留 ③保存── の三つのフォルダを作ります。各フォルダにどんどんデータを入れて仕分けをしましょう（**図表3**）。作業中は「やりかけ」や「作業中」といったフォルダを作成して利用すると便利です。

図表3 仮置きフォルダの構造

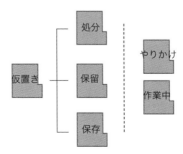

フォルダに入れたデータは後で次のように処理します。

①「処分」フォルダ …「ごみ箱」へ移動する

②「保留」フォルダ … 処理に迷ったものを入れる。フォルダタイトルに「保留（240331）」といったように整理した年月日を入れて、しばらく様子をみて、空いた時間などに見直す

③「保存」フォルダ … ここでの保存は一時的なもので、後で共有サーバなどの該当するフォルダへ移動する

パソコン内の不要データを片づける

　パソコン内に不要ファイルがたまって使用容量が増えると、データ保存の領域を圧迫するばかりか、パソコンの起動やパフォーマンスに影響を及ぼす原因になります。紙文書と同様に定期的に見直して、不要なファイルを「削除」しましょう。ディスククリーンアップも効果的です。

こんなファイルは削除できる

　以下のようなファイルは削除できます。

● ほとんど見ない・使わないファイル（利用後のものや、参考程度に集めたファイル等）

● 作成年が古いファイル（目安は3年以上経過）

● 「とりあえずとっておく」程度のファイル

● 送信用に一時的に作成したPDFファイル

● オリジナルが別にあるコピーファイル

● ダウンロードしたが使わないアプリケーションソフト

● 似たアングルで写した画像データ等

● パソコン内に自動的にたまっていくファイル（「ごみ箱」内のファイル、「Temp」フォルダに一時的に保存される作業ファイル等）

外部記録媒体に入れ替える

　内容にもよりますが、利用頻度が低いデータはCD-RやDVDなどの記録媒体にデータを入れ替えて保存する方法もあります。ただし、個人データが入ったものは施錠付きの場所で厳重保管します。

電子データのファイル名にルールを作る

　スピーディな検索や検索漏れの防止、情報の共有には、ファイル名のルール化が不可欠です。ワードやエクセルなどのデータは、次のようなことを考慮してファイル名をルール化するとよいでしょう。

フルネームで具体的に名前をつける

　紙文書のファイリングと同様に、▷年度　▷固有名詞　▷内容 ── の三つをファイル名の構成要素とします。

　相手先や宛名がある場合は、部署名や個人名などを必須要素とし、その後ろに、具体的な内容とします。なお、毎年発生するものは、ファイル名の先頭に年度情報を入れます。

一目でわかりやすく表示する

　共通用語（相手先の部署名など）を表示します。その後ろに「＿」（アンダーバー）を入れると見やすいです。共通用語やキーワードなどを、【　】で囲んで表示するとさらに目立ってわかりやすいです。

先頭に作成年月日を表示する

　ファイル名の先頭に作成年月日を表示します。西暦で8ケタあるいは6ケタとし、その後ろに「＿」（アンダーバー）を入れると、時系列にわかりやすく整列します。

　（例）作成年月日は6ケタ表示

　240321_A病棟目標シート

　240226_2023年度【師長会】議事録（2月25日）

例外は実態に合わせて

　上記以外に、管理番号や履歴、最新版の状況がわかるような表示が必要といった場合には、実態に応じてルールを作りましょう。

共有サーバ内のルールを作る

　共有サーバは、ファイリングでいうところの「共有キャビネット」に相当します。紙文書と同様に、電子データもサーバの中でフォルダによって分類体系を作って、データ管理する必要があります。

　まず、分類体系（階層）を表す、フォルダの作りかたがポイントです。サーバ等のシステム状況は病院によって異なりますが**図表4**を参照してください。分類の階層は深すぎないほうがよく、3〜5階層程度が目安です。

　フォルダは採番して整列させます。フォルダ名は、先頭に「番号」と「_」（アンダーバー）とします。番号は3ケタ10番飛ばし、または2

図表4 階層表示とフォルダ名採番

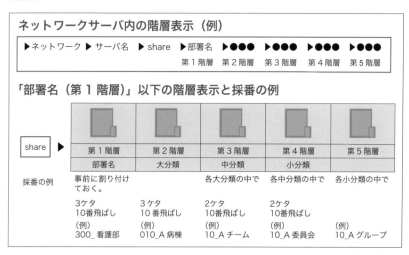

ケタ10番飛ばしなど実態に応じて決めます。番号を飛ばす理由は、間に入れるものが発生した場合に対応するためです。

　一つのフォルダに入れるファイルの数の上限は15ファイル程度とします。ファイルが増えたら内容や年度などで区分し、新しいフォルダを作ります。

　全体的な分類の体系（フォルダの順番）は、紙文書で分類体系を作るときの原則に準じて「院内共通文書」→「各部署内共通文書」→「個別業務文書」の順番に配列するとよいでしょう。「個別業務文書」については業務内容や関連性、手順、重要度等を考慮して客観的な順番を決めます。

「時間」のマネジメント

スケジュール管理

　仕事のスケジュールは**図表5**のように構成されています。時間をかけているわりに仕事が進まないようであれば、これを参考に仕事の進めかたを見直すとよいでしょう。

図表5 スケジュールの構成

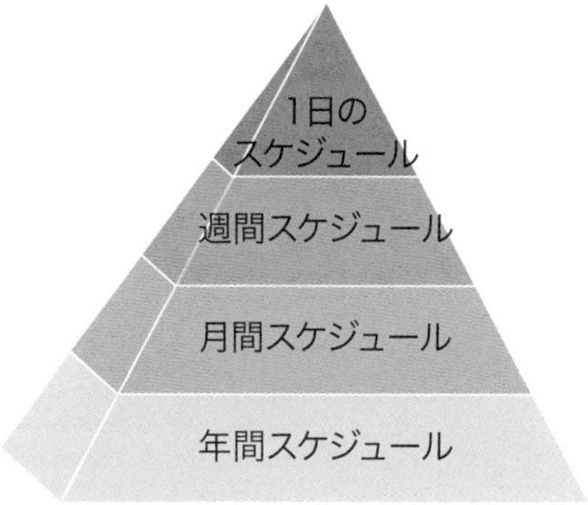

- 1日のスケジュール
- 週間スケジュール
- 月間スケジュール
- 年間スケジュール

仕事を「タイミング」で「分ける」

　看護管理職の方は通常の看護業務に加え、事務作業や会議、打ち合わせ等いろいろな仕事がありますが、仕事にはタイミングがあります。バラバラにやらずに、次のように仕事を分けて取り組むと効率が良いでしょう。

- 毎日コツコツ行なう仕事
- 週1回程度まとめてやる仕事
- 月1回程度まとめてやる仕事
- 月末や月初など定期的にやる仕事
- 突発的な仕事

月の予定をスケジュール化する

　上記で振り分けた仕事のうち、「週1回」「月1回」「月初」「月末」などの決まった定例業務を、月のスケジュール表に書き込みます。

一日のスケジュールを考える

　日々の仕事を中心に、優先順位の高いものから取りかかるようにします。ふだんからどの仕事にどのくらいの時間を要するのかを把握しておくことが大切です。

突発的な仕事への対応

　患者の緊急対応など、突発的な仕事が入ってくると当初の予定にも影響します。そのようなことも見込んで、流動的な予定が入れられる時間をキープしておくとよいでしょう。

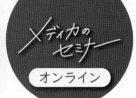

見て理解＆即実践！いつでも・どこでも・何度でも！

受講料：スライド資料ダウンロード 6,000円（税込）　　視聴期間：受講証メール受信日より30日間

うまくいくチームの最高の秘密
心理的安全性の高めかた
リーダーに求められる姿勢とチーム・スタッフが知っておきたいこと

ミスを責めず何でも言い合える環境作り！
ミスを糧に成長できるチームに！

"心理的安全性"がどうして注目されているのか？
職場・現場がどう変わるのか？
生み育てていくにはどうすればいいのか？

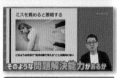

収録時間：約100分　　スライド資料：22ページ

講　師　田淵 仁志　広島大学医療のためのテクノロジーと
デザインシンキング寄付講座教授／
社会医療法人三栄会ツカザキ病院眼科主任部長

詳細・
お申し込みは
こちら！
セミナーの
一部を公開！

中堅とベテランが育つと病棟が変わる！
育てる"コツ"と効果的なかかわり方

知識としては理解しているものの、
実践に活かすことに苦労されている方に
オススメ！

明日からの指導にすぐに応用できる！
一時停止を押してできる簡単なワークつき♪

収録時間：約120分　　スライド資料：20ページ

講　師　内藤 知佐子　愛媛大学医学部附属病院 総合臨床研修センター 助教

詳細・
お申し込みは
こちら！
セミナーの
一部を公開！

すべての
医療従事者を
応援します　**MC メディカ出版**

※2024年2月現在の情報です

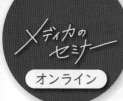

メディカのセミナー オンライン

最前線で活躍中の
スペシャリストたちが
ていねいに解説!

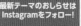
最新テーマのおしらせは
Instagramをフォロー!

受講料：スライド資料ダウンロード 6,000円（税込）
視聴期間：受講証メール受信日より30日間

看護主任のための
求められる役割とコミュニケーション
～チーム力を高める3つのポイント～

**「リーダーシップ」「伝え方・教え方のコツ」
「メンバーの信頼関係をどう築いていくか」
大事なところだけをポイント解説！**

収録時間：約130分　　スライド資料：23ページ

講　師　山本 武史 ポテンシャルビジョン 代表

詳細・
お申し込みは
こちら！
セミナーの
一部を公開！

研究プロセスがよくわかる! **看護研究はじめの一歩**
初学者向け／つまずきの解決策／テーマ設定／文献検索／
研究デザイン／発表資料作成

**「臨床でのギモン」を「看護研究としての
問い」にする方法を紹介。
文献検討や研究計画書立案のコツが
わかるから、研究が進めやすくなる！**

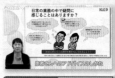

収録時間：約90分　　スライド資料：31ページ

講　師　大内 紗也子
京都大学医学部附属病院 看護部／がん看護専門看護師

詳細・
お申し込みは
こちら！
セミナーの
一部を公開！

※2024年2月現在の情報です

なぜ短時間で情報収集ができるのか?

理由 その1

知りたいことを2ステップで簡単に検索できるから

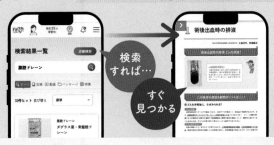

検索すれば…

すぐ見つかる

FitNs.ユーザーの**70%以上**の人が
調べもの学習の時間が
10分の1以下になったと実感!

※FitNs.利用者における自社調べ(2022.5実施)

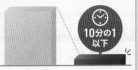

10分の1
以下

理由 その2

**見つけた情報が
確実でわかりやすいから**
記事はすべて専門誌に掲載済みで、
図解やイラストも豊富!

まずは
無料プランで
お試し!

**短時間の動画、
オーディオブックも
随時更新中!**

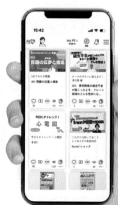

優先順位をつける

　仕事を進めるうえで優先順位はとても重要です。優先順位をつけることで次のようなメリットがあります。

- 進める順番がはっきりして、仕事にメリハリをつけることができる
- 漏れがなくなる
- 着手しやすい
- 仕事の全体を見通せる

優先順位はゾーン分けで決める

　仕事の優先順位は「重要度」と「緊急度」の高低で1〜4の四つのゾーンに分けて優先順位をつけていきます。

第1ゾーン … 優先順位が最も高い。このゾーンが増えると仕事や時間に追われるようになるので、ここに入る仕事を少なくすることで余裕ある時間管理ができるようになる

第2ゾーン … 急ぐけれども重要度が低いので、ついつい後回しにしてしまいがちな仕事。一気に片づけてしまうのがコツ

第3ゾーン … 重要度は高いけれど急がない仕事。ただし放置しておくと第1ゾーンに入ってしまうので要注意。ふだんからコツコツ進めるのがコツ

第4ゾーン … 重要度も緊急度も低いため、仕事の合間や気分転換などにできる仕事

　図表6のような図を作成して、仕事内容を書いた付箋を貼ってみると、優先順位が「見える化」されて優先順位を決めやすくなります。

仕事の「難易度」に注意する

　仕事にはサクサク簡単に進められるものから、難易度が高く思考系で

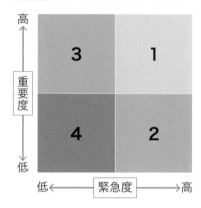
図表6 仕事の優先順位のつけかた

高 ←重要度→ 低

低 ←緊急度→ 高

時間を要するものまでさまざまです。難易度が高いものは日ごろからコツコツと取り組むことが大切です。

「TO DO」を管理する

「TO DO」（やるべきこと）の管理も、前述のスケジュール管理・優先順位づけと並び、時間マネジメントの大きなポイントです。ノートや付箋を使用する、パソコンのアプリを使用するなど、方法はいろいろあり、皆さんもそれぞれに工夫されていることと思います。

ポイントは、頭の中の記憶から、紙などの媒体に記録することで、頭を解放し、漏れを防ぎ、一元管理することです。その際にできるだけ細かく具体的に内容を書き出すとよいでしょう。TO DOリストの様式にもよりますが、優先順位や締切日、依頼先などの情報も記載しておけば万全です。

書き込んだ付箋をフォルダーに貼って一元管理することもお勧めです（図表7）。フォルダーに罫線を引いて、内容や期間、依頼先などで分けておくと、状況が一目で見える化されます。

図表7 個別フォルダーで付箋の一元管理（例）

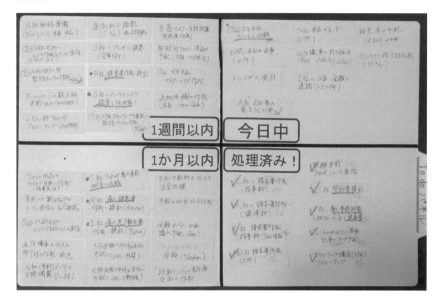

すき間時間を有効に活用する

　一日10分のすき間時間でも一年分たまると40時間です。すき間時間を有効に活用すれば、仕事の効率化のみならず、資格取得のために時間を使うなどさまざまな効果が得られるでしょう。

すき間時間を見つける

　すき間時間は職場だけではなく、待ち時間や移動時間などでも発生します。偶然に任せるのではなく、どんなときに発生するのかを積極的に考えてみましょう。たとえば次のようなときが挙げられます。

- 通勤時間や仕事の合間時間の中で発生
- 会議等の予定変更により発生

時間の活用法を考える

　すき間時間を5分・10分・30分・1時間といったように分けて、それぞれに自分ができることを書き出し、すき間時間ができたときに有効に活用できるようにしましょう。下は筆者の「できることリスト」の例です。

時間	できること
5分	● メールチェックや簡単な返信 ● スケジュールや TO DO リストの確認 ● パソコンのデスクトップの整理 ● ファイルを見直し、不要書類の廃棄 ● 不要な電子データの削除 ● 仕事に向けて、体操や精神集中
10分	● メールを読んで返信 ● 電話を入れる ● インターネットで調べもの
30分	● 出張精算、請求書・領収書の整理や伝票処理 ● プレゼン資料や原稿などの確認 ● 打ち合わせや会議記録などの作成 ● 入手した簡単なデータの整理
1時間	● 急ぎではないが、後回しにしていた仕事に着手 ● 企画書や提案書などの案を考え、下書きをつくる

2 5S 活動で実現する 職場環境改善

上石政代 うわいしまさよ

（株）Smile System Support　代表取締役

5S 活動を通して、社員の「自ら考え行動する力」「組織の潜在能力」を引き出す専門家。一社単体で、社員一人ひとりと向き合いながらサポートする研修スタイルを確立し、グループコンサルよりも早く成果を出すことに成功。年間 15 社以上 300 名以上の社員をサポートし、経営者から 90％以上の満足度を獲得している。

まずはチェック！

あなたの職場ではこんなことが起こっていませんか？

□棚や引き出しに、物品・備品が乱雑に詰め込まれている

□たまに使う備品がすぐに出てこず、探したり人に聞いたりしてしまう

□点滴作業台が乱雑で、ミキシング作業が困難になっている

□ナースステーションにキャスター付きのいすが散乱している

□不要な書類がたまり、いつシュレッダーされるかわからない

□電子カルテワゴンに備品が乱雑に置かれ、たまに備品がなくなる

□ラウンドカートにガーゼが山積みになっている

□ナース服のポケットにテープが入りっぱなしになっている

□倉庫内がしっかり管理されておらず、不要なものがたくさんある

無駄が多い職場に起こりうること

　あなたの職場は前ページのチェック表にいくつ当てはまったでしょうか。チェック表の項目以外にも、職場ではいろいろなケースの問題が発生しています。しかし業務が忙しいのを理由に、改善されないまま、見て見ぬふりになってはいないでしょうか？　チェック表の項目に一つでも当てはまる職場では、物品の整理や在庫の管理が徹底されていない可能性が高いです。

　チェック表のようなことが起きてしまうと、どんな職場になってしまうのでしょうか。第一に、物品が乱雑に管理されていることで、必要なときにすぐに手に取ることができず、探したり、人に聞いたりと、とても非効率な職場になります（図表1）。また、作業するスペースを作るために、作業ごとに片づけからしなければならなかったり、使わないものを端に寄せて使用するため、作業スペースが狭くなってしまったりなど、いろいろな無駄が発生します。働いているスタッフは、それが当たり前の光景になっているので、無駄な時間が費やされていることに気づけません。

　物品や備品の管理が徹底されていないと、経費の無駄が発生してしまっている可能性もあります。そのような職場ではいつも時間に追われていたり、ヒューマンエラーが起こりやすい環境にあります。その結果、医療事故が発生する可能性が高くなります（図表2）。このような環境は医療現場だけでなく、多くの企業でも起こっています。

　これを改善するために、筆者は「5S活動」という手段を用いて職場環境改善指導を行なっています。

図表1 物品が乱雑に管理された状態

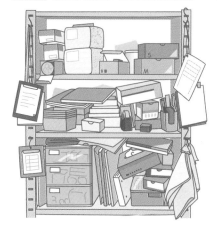

図表2 医療事故は乱雑な職場で発生する

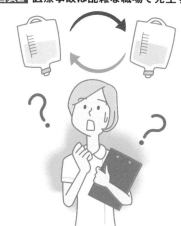

「整理、整頓、清掃、清潔、しつけ」の5S活動

　5Sとは「整理、整頓、清掃、清潔、躾（しつけ）」のことをいいます。5S活動は、必ずモノの整理から始め、職場環境が安全で効率的で快適になるような仕組みを作っていき、最終的に職員のしつけにつなげていきます。医療現場の場合、最終のしつけまでたどり着くことによって、いつもと違う異変に早期に気づいたり、ミスを事前に防げるなど、医療安全につながる活動といえます。

　では5Sについて詳しく説明します。

①整理：徹底的に不用品を処分する

　最初に取り組むことは整理です。整理とは「要るモノ」「急がないモノ」「要らないモノ」に区分し、要らないモノを徹底的に処分する活動です。

一つ目の「要るモノ」はふだん使っているのですぐに判断できると思います。

　二つ目の「急がないモノ」とは、月に一度、年に一度など、使用頻度は低いが、使用するので置いておかなければならないモノです。

　三つ目の「要らないモノ」とは、破損しているモノや消費期限が過ぎたモノ、今後使う予定のないモノなどが該当します。要らないモノは処分となりますが、その際、高価な医療機器などは耐用年数などを明確にし、資産を把握することも会計面では大切になります。そのため医療機器を処分する場合は、必ず経理担当者に確認するようにしましょう。

　医療現場に不要なモノがあると、有効スペースが少なくなり、作業スペースの確保が難しくなったり、作業によけいな時間がかかったりと、多くの無駄が発生します。まずは整理で徹底的に不用品を処分することが、乱雑な職場から管理された効率の良い職場へと進化する第一歩になります。

赤札を使用した整理の進めかた

　具体的な整理の進めかたとして、まずは「赤札」を作成します（図表3）。赤札には品名、数量、使用頻度、処置期限、処置方法、担当者名を記載できるようにし、それを「要るか要らないか不明なモノ」に、

図表3 赤札

赤札	
品名	
数量	
使用頻度	年・月に　　回使用
処置期限	年　　　月　　　日　まで
処置方法	
担当者	

どんどん貼っていきます。

　赤札を貼ったからといってすべて処分するわけではありません。貼ったモノでも、使用したら赤札をはがし、「急がないモノ」として管理します。使用されず処置期限を迎えたモノは、それを管理している担当者に処分の判断をしてもらいましょう。

　この赤札を貼っていくことによって、今まで要るか要らないかわからないまま放置されていたモノを、「見える化」することができます。

ルールを決める

　赤札の次に「ルール決め」をします。赤札を貼っても、処分の判断はなかなか職員ではできません。そのため、判断できる担当者と話し合い、どのような状態になったら処分するのか・どれぐらい使用されていなければ処分していいのかを明確にし、それをルール化します。担当者でも判断できない場合、最終的に誰に確認をとるかの最終判断者も明確にすれば、その後の処分の判断がスムーズになります。

　特に、書類はたまりやすいモノの一つです。不要な書類とはどのような書類なのか、ルールを明確にし、期限がきたら誰でも処分できる仕組みを作りましょう。

②整頓：五ステップで無駄な作業・誤認を減らす

　整理を徹底的に実施すると、職場は「本当に必要なモノだけ」の状態になります。この状態にできたら次のステップ、整頓に移ります。整頓とは、必要なモノを「いつでも誰でもすぐに」取り出せるようにすることです。共有で使用するモノの多い医療現場では、この整頓がとても重要です。整頓は▷定位置 ▷定方向 ▷定量 ▷表示 ▷標識 —— の五つのステップで行ないます。

図表4 モノに住所を決める

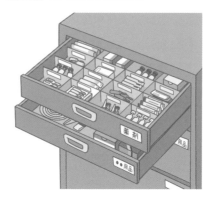

定位置

　一つ目が定位置です。一つ一つのモノに住所を決めていきます（**図表4**）。

　使用頻度を検証し、頻度の高いモノは取り出しやすい場所に配置します。このとき、腰から視線までの間の高さに置くのが理想的です。そうすることで、かがむ・背伸びをするという、身体への負荷も軽減できます。

　また、自分たちの動作・動線も検証して定位置を決めましょう。たとえば、あなたが一つの作業をするとき、モノを取るために行ったり来たりしていませんか？　それは歩行の無駄です。一つの作業で使用するものはセットで配置するなど、作業単位でのモノの定位置も考えましょう。

定方向

　二つ目のステップは定方向です。定方向とは、手に取ったらそのまま作業できる方向に置くことです。こうすることで、持ち替える無駄がなくなり作業効率が良くなります。

定量

　三つ目は定量です。医療現場では毎日備品や消耗品が大量に使用されます。この物品の管理方法で、経営状態に差が生まれるともいわれているため、定量を維持できる発注の仕組みが必要です。

　定量を維持するには、まず物品の消費量を算出し、適正な在庫量が過不足なく管理されているかを確認します。無駄な発注を繰り返していると在庫過多となり、消費期限の過ぎるモノが発生します。そうなると、診療に支障をきたしたり、経費の無駄となったりしてしまいます。

　物品管理をするために物品・備品表を作成し、モノを持ち出す際には表に日付や氏名を記載するようにします。そして、持ち出しを管理する責任者も決めておきましょう。どこで誰が使用しているのかをリアルタイムで把握できれば、時間をかけて物品を探しに行く時間の無駄も省けます。また、使用されていない物品に関しても把握できるようになります。このように定量を維持管理することにより、必ず医療現場の無駄やコスト削減につながります。

表示と標識

　定量を維持できる仕組みができたら、四つ目の表示と五つ目の標識に進みます。表示・標識は、それが何か、そこがどんな場所なのかを「誰でもすぐに正確に」わかるようにすることです。モノにするのが表示、場所にするのが標識です。

　作業としては、モノと場所に名札・ラベルを付けていきます（**図表5**）。文字だけでは認識しにくい場合は、写真やイラストを用いる、色で識別できるようにする、などの工夫をしましょう。誰もが直感的にわかる仕組みを作ることで、迷う無駄、間違えるリスクがなくなります。特に医療現場での間違いは医療ミスにつながります。

　ヒューマンエラーは、間違いが起こる余地のある職場環境で発生しや

図表5 表示と標識

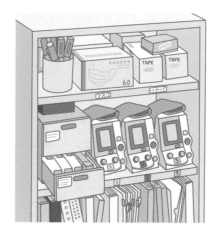

すくなります。こういった職場にならないように徹底的に整頓し、ミスの起こらない環境を作っていきましょう。

　以上の、▷定位置　▷定方向　▷定量　▷表示　▷標識 ── の五つのステップがすべてできた状態が、「整頓された状態」です。

③清掃
　整頓が終わると、次は清掃です。「清掃」とは、ゴミ・チリ・ホコリなどの汚れのない、ピカピカな状態を維持する活動です。汚れたらすぐに清掃する、モノを出したら必ずしまうという習慣をつけましょう。また、機器などが正常に稼働するか、メンテナンスされているかなども確認し、常に使用可能な状態を維持できるよう管理します。

④清潔
　清掃の次は清潔です。「清潔」とは「整理・整頓・清掃」の3Sが標

準化されて維持されている状態をいいます。先述した「整理・整頓・清掃」を徹底することによって、自然に職場は「清潔」になっていきます。

⑤しつけ

5Sの最後はしつけです。「しつけ」とは、それまでの「清潔」な状態が習慣化し、働くスタッフ全員にとって当たり前の状態になっていることをいいます。

全員にとって「きれいな職場」「管理された職場」が当たり前の状態になっているため、少しでも乱れている・異常があるなどの場合に、皆が気づけるようになります。

このレベルまで職員の意識が成長すると、一人ひとりが問題に対して改善意識を持ち、自主的に考え、改善を繰り返していけるようになります。それがさらに医療安全を向上させてくれるでしょう。

＊

5S活動は時間短縮、コスト削減、医療安全を向上させる素晴らしい活動です。ぜひ、あなたの職場でも実践してみてください。

ソーシャルメディアの活用法と課題

瀬戸山陽子 せとやまようこ

東京医科大学教育 IR センター　准教授

保健医療関係の研究所研究員、看護教員を経て現職。看護学博士。インターネット上の健康医療福祉情報の在り方や、患者・障害者による当事者の「語り」など、「保健医療福祉の当事者による情報活用」に関心がある。

　2000年ごろから日本は、情報通信技術、いわゆるICT（Information and Communication Technology）が一定の価値を持つ「情報社会」といわれる時代になりました。今やICTなしでは日常生活は立ちゆかず、医療現場にもICTによるさまざまな変化がもたらされてきました。情報社会に入ってから約20年が経過しており、当時0歳だった子どもが現在は成人になっています。現代の若い人々は、生まれながらにして世の中が情報社会という環境下にあり、成長するにつれてICTでできることがますます拡大・多様化しています。そのような環境に順応して生活してきたため、世間からは「デジタルネイティブ」世代と呼ばれてきました。

　本項では、そんなデジタルネイティブと呼ばれる人々とともに、情報社会をよりよく過ごすための情報リテラシーについて考えます。

ソーシャルメディアの利用状況

　2022年の日本のインターネット普及率（個人）は84.9％です[1]。端

図表1 2021年と2022年の年齢階層別のインターネット普及率

総務省. 令和5年版情報通信白書. 2023. より

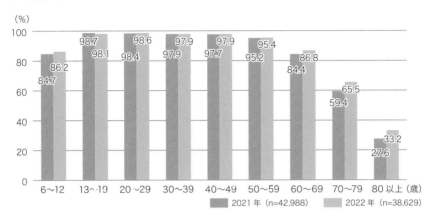

末別では、使用の多い順からスマートフォン、パソコン、タブレットと
なっており、携帯端末を使って文字どおりいつでもどこからでもイン
ターネットとつながることができる時代です。13歳以降～40歳代の
インターネット利用率はほぼ100％に達しており、2021年から2022
年の伸び率は年代が上がるほど高くなっています（**図表1**）[1]。このよう
にインターネットはどの世代にも広がりつつありますが、幅広い世代に
とって、日常生活になくてはならないインフラといえそうです。

　今回注目する「ソーシャルメディア」は、インターネットのなかで
も「ブログ、ソーシャルネットワーキングサービス（SNS）、動画共
有サイトなど、利用者が情報を発信し、形成していくメディア」[2] です。
2022年の日本のソーシャルメディア利用者は1億200万人に上ってい
ます[3]。また年代別にみると、SNS等のソーシャルメディアを「生活
や仕事の上で活用が欠かせない」と回答した人の割合は20～29歳の
25.3％に上り[4]、インターネットのなかでもソーシャルメディアが日常
に当たり前にあるメディアとなっていることがわかります。

ソーシャルメディアとは文字どおり「ソーシャル」な関係、つまり人と人が「社会関係」を築くことができるメディアです。もともとの知人はもちろんのこと、互いに対面では会ったことがなくても、ソーシャルメディアを使えば特定の関心を共有する人どうしが簡単に知りあうことができます。また、ソーシャルメディアは人と人が知りあうだけでなく、その後もつながりつづけることができる仕組みを備えています。

　日本において、ソーシャルメディアは娯楽のツールととらえられがちですが、使いかたしだいでは重要な情報活用ツールになりえます。本項では、ソーシャルメディア利用のメリットや注意点について、▷情報収集 ▷情報発信 ── の視点から考えます。

ソーシャルメディアのメリットと注意点

情報収集

　ソーシャルメディアはそれ以外のメディアと比べ、刻々と変わる情報を素早く収集することが可能です。例を挙げると、2020年1月に国内初の感染者が報告され[5)]、世界を大きく変えた新型コロナウイルス感染症に関しても、膨大な情報がソーシャルメディアを通じてやりとりされてきました。たとえば今後の予測に関して信頼できる情報を発信している人物とSNSでつながると、その人たちの日々の投稿から学ぶことが多くあります。また現在は、WHO（世界保健機関）やCDC（米国疾病予防管理センター）、厚生労働省や地方自治体などの公的機関も多くがSNSの公式アカウントを持っています。それらを登録（フォロー）しておくことで、必要な情報を早く手に入れることができます。

　ソーシャルメディアを使った情報収集が一般のウェブサイト上の検索と異なる点は、大きく二点です。一つ目は、特定の機関や編集者を通さ

ずに、個人が発信した情報を入手しやすいこと。二つ目は、一度検索すれば関心のある情報とつながりつづけられることです。

　たとえばXで「♯（ハッシュタグ）看護管理」と検索すると、社会で「看護管理」に関してどのようなことが話題になっているかを知ることができます。権威ある団体や企業が発信している内容とは異なるかもしれませんが、広く社会で「看護管理」に関してどのようなことが注目され、話題とされているのかを知ることが可能です。編集作業を経ていない分、リアルタイムの情報を知ることができるのもソーシャルメディアを使った情報収集の特徴です。

　この「♯看護管理」を自分のアカウントに登録しておくと、更新されるたびに自分のタイムラインに自動的に情報が入ってくるようになります。「♯看護管理」で思うように求めている情報が得られない場合、たとえば「♯看護管理者」に変更して検索すると、抽出される内容が変わります。なお特定の学会名などの固有名詞を検索して登録することも可能です。

　しかし、当然注意すべきは情報の信頼性で、インターネット上の膨大な量の情報は玉石混淆です。情報の真偽が確かめられておらず、誤った情報も非常に多く出回ります。ではどのように情報の信頼性を判断したらよいのでしょうか。

　特定の情報が信頼できるかどうかを判断するために、情報をみるいくつかのポイントがあります。それは頭文字をとって「かちもない」[6]と表現されます。

> か：書いたのは誰か？ 発信しているのは誰か？
> ち：違う情報と比べたか？
> も：元ネタ（根拠）は何か？

　インターネットは現代社会のインフラであり、「信頼できるかわからないから使わない」というわけにはいきません。管理者の立場からは、デジタルネイティブ世代のスタッフに対しても「怖いから使わない」のではなく、便利なツールを「賢く使う」支援をしたいものです。また看護現場で出会う患者からも、「信頼できる情報は？」「その情報が信頼できるかどうやって判断したらよいの？」と聞かれることも今後ますます増えるでしょう。看護管理者として、自らも前述のポイントを活用して情報を見きわめながら、同時に周囲の人が情報の信頼性を判断できるようなかかわりを続けていただけたらと思います。

情報発信

　ソーシャルメディアを使った情報発信のメリットは、いうまでもなく、自分の考えをすぐに伝えたい人に伝えられることです。前述した「♯（ハッシュタグ）」を自分の投稿に付与すると、そのハッシュタグを登録している人たちの手元に、自分の情報が届きます。困りごとをそこで共有したり、解決策を考えることもできるでしょう。このような特徴を持つソーシャルメディアを使って、どのような情報を発信したら効果的でしょうか。

　バーニス・ブレッシュとスザンヌ・ゴードンというジャーナリストが書いた「沈黙から発言へ：ナースが知っていること、公衆に伝えるべきこと」[7] という本があります。看護という価値のある仕事について、また人々の健康を支える看護職の立場で公衆に発信していくことがいかに重要であるかが書かれています。日本語訳の発行は2002年でもう20

年以上前なので状況は変わっていますが、看護職が主体的行動者として発信していくことの価値自体は今も変わりません。また国際看護師協会（ICN）も「ソーシャルメディアが迅速なコミュニケーション、教育及び影響力行使のための強力なツールとなり、看護専門職の強化に重大な可能性を持つと考える。ICNは、最新の保健医療の発展を常に把握し、看護実践を充実させ、専門職コミュニティ及び一般市民と対話することを目的に、看護師がソーシャルメディアを利用することを支持する」[8]と述べています。

　ただし、簡単に情報発信できるからこそ、そこには当然情報リテラシーが必要であり、責任が伴います。またわかりやすい文章で記すスキルも必要です。病院などの組織に所属している人であれば、組織の「ソーシャルメディアガイドライン」や「ソーシャルメディアポリシー」を遵守する必要があります。これを機に、自施設のソーシャルメディアのガイドラインを改めて見直してみてください。

ソーシャルメディアの落とし穴と身に付けておきたい情報リテラシー

　ソーシャルメディアは、非常に気軽に発信したり人とつながることができるツールであるがゆえに、さまざまなリスクを伴うことも事実です。ここからは、実際の看護現場で起こりうるソーシャルメディアの使用事例を通じて、ソーシャルメディアとの付き合いかたを考えていきます。

事例1　業務上知りえた患者情報を発信してしまった

　病棟看護師Aさん。実名登録の友達承認制のSNSを使用してお

り、ときどき投稿していた。ある日のＡさんの投稿「うちの職場は
お看取りをとても大事にしていて、最期までその人らしく過ごせる
ような支援をしています。今日は40代の方が入院されました。若
い方が自分の死と向き合うなんて……」。2週間後、「今日は深夜に
お看取りがありました。2週間やれることはやったけれど、それで
も十分なかかわりができたとはいえないです。この先もしっかり勉
強していきたい」との投稿があった。Ａさんの基本情報のところに
は、就職先の病院名が記載されている。

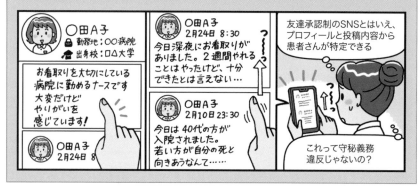

解説

　この投稿は何が問題でしょうか。三つの視点から整理することが可能
です。

　まずは、業務上知りえた内容を第三者に伝えることは守秘義務違反で
あり、当然、法律違反です。保健師助産師看護師法に「保健師、看護師
又は准看護師は、正当な理由がなく、その業務上知り得た人の秘密を漏
らしてはならない」[9]と規定されています。この事例で、SNSへ書き込
むことに正当な理由があったとは考えにくいでしょう。

　また投稿者が自分の施設名を公表していることもあり、その施設の規
模などによっては連続して読むと「2週間前に病棟に入ってきた40歳

代の方が亡くなられた」という話がわかり、個人が特定される可能性もあります。つまり「個人情報保護法」違反の可能性があるのです。個人情報とは、氏名や生年月日、性別など個人を特定する情報のことを指しますが、文章内に具体的な氏名や生年月日が入っていなかったとしても、文脈から個人が特定できる可能性のある情報は個人情報に該当します。

　上記二つはわかりやすいのですが、別の視点からも配慮が必要です。亡くなられた方の家族がこの投稿を読んだら何を感じるでしょうか。若手看護師が患者に対してさまざまな感情を抱き、より良い看護者になるために研鑽を積もうという決意を抱くこと自体は自由ですし、素晴らしいことかもしれません。しかし患者の家族からすると、自分の大事な家族との別れに際して、看護師が自分のケアが不十分だったと思っているような事実は心穏やかに受け取れることではありません。日本看護協会の「看護者の倫理綱領」には、「看護者は、人間の生命、人間としての尊厳及び権利を尊重する」[10]とあります。

　またSNSに一度投稿された内容は、テキストも画像も残りつづけるものです。たとえ承認された特定の人だけが見られるような設定だったとしても、デジタル画像は簡単に複製や保存ができますし、悪意ある人がその投稿をキャプチャ（画面を写真に撮ること）して、不特定多数が見られるところに投稿するかもしれません。もちろん、その投稿行為自体は、著作権や肖像権の侵害にあたりますが、第三者の目に触れると困

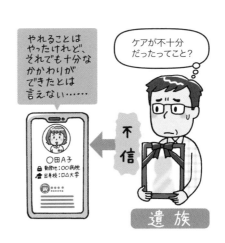

るような投稿内容を、看護師がSNS上にあげていること自体が、やはり大きな問題です。承認制で特定の人しか見ていないから安心なのではなく、SNSは全世界とインターネット上でつながっているメディアです。デジタル情報のため容易に複製ができ、一度拡散すると消すことができないと、一人ひとりが頭に入れておく必要があると感じます。

事例2 自分が入っていないグループ内で情報が瞬時に拡散された

　仕事終わりのロッカールームで、看護管理者Bさんが、ある一人のスタッフに「人事が動くかもしれない」と発言した。翌朝Bさんが職場へ行くと、「異動なんですか？」と多くのスタッフに聞かれ、とても驚いた。夜遅くに、しかも一人に話をしただけなのに、なぜ翌日ほとんどのスタッフが知っているのか不思議だった。あるスタッフに「どこから聞いたの？」と質問してみたところ、どうやら管理者以外のスタッフ間でSNSグループトークが設定されており、その場で今回の話が回ったことがわかった。

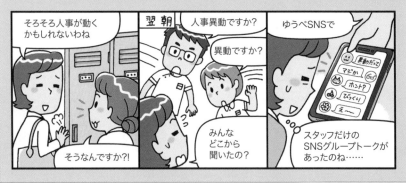

解説

　すでに日常に浸透していますが、グループでメッセージや写真などの
ファイルをやりとりできる場は、多くのSNSにおいて簡単に作ること
ができ、投稿も気軽にできます。ソーシャルメディアは社会関係を築く
ためのメディアなので、複数人がグループを作ってつながる仕組みに長
けているわけです。またスマートフォンのアプリケーションなどで本人
が通知設定をしていれば、情報が届いたことが自動的にその場で表示さ
れるため、グループメンバーに伝わるのがとても早く、非常に便利な機
能です。

　SNSのこのような機能を使うと、対面で一人に伝えたことが、瞬時
にグループを通じて他の多くの人に伝わることが容易に起こりえます。
もちろん個人的なことをコミュニティに流すことは好ましくありません
が、口止めされなかったスタッフとしては、早く他のスタッフに伝えた
いと思ったのかもしれません。グループ機能は伝わってほしくないこと
も伝わりますが、逆によいことも素早く伝わりますし、緊急連絡手段と
して用いる場合はとても便利です。もちろん自分だけが入っていないグ
ループが存在することは、当然気持ちの良いことではありません。しか
しこのご時世にそういうことはよくありますし、いちいち気にしては気
が滅入ってしまいます。

　情報社会では、目に見えるつながりだけではなく、あらゆる人がイン
ターネット上でつながっていることをふまえて、管理者として一貫性の
ある言動を心掛けていれば、情報社会もソーシャルメディアも「恐るる
に足らず」です。

事例3　患者とSNSでつながって起こったトラブル

　看護師Cさん。長期入院で親しく話すようになった患者Dさんから「SNSやってる？」と聞かれ、つい「やっていますよ」と答えてしまった。数日後、Dさんが家族に頼んでCさんの名前を検索し、友達申請を送ってきた。学生のときにも「看護学生は患者さんと個人的にSNSでつながらないこと」という注意喚起がされていたが、Dさんとは毎日病棟で顔を合わせるため、承認しないことで関係性が悪くなることも考えられたため承認した。数日後、Dさんの入浴介助などが忙しかった仕事の帰り、携帯電話を電車に置き忘れ、帰宅が2時間遅くなってしまった。就寝前に「いやいや今日はアンラッキーな日。過ぎたことは忘れて前向きに」とコーヒーの写真とともに投稿。その投稿を見たDさんが翌日、「私の担当だとアンラッキーなのね？」とひどく怒っていた。

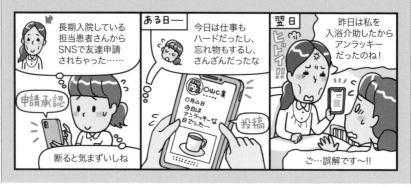

解説

　SNSに投稿された一つ一つの記事は断片的になりがちです。気軽につぶやけるからこそ、臨場感あふれる投稿になるメリットはありますが、投稿と投稿の間にある文脈を読み取ってくれるほど親しい人ばかりが見ているとはかぎりません。この事例は、患者側の勘違いではあるかもし

れませんが、そういった勘違いをさせる投稿をした側に非があるともいえます。

　ソーシャルメディアは、きわめてプライベートなことを全世界に向けて発信できるという特徴を持つメディアです。だからこそ、権威や肩書きもない「名もなき」人が、世界に向けて情報発信できる素晴らしい手段なのですが、受け取る人が皆同じように情報を受け取るわけではないことを肝に銘じるべきです。

事例4　真面目でやる気のあるスタッフが持っていた「裏アカウント」

　新人スタッフEさん。いつも真面目でやる気があり、気持ち良く仕事をしている印象だった。しかし管理者のFさんは、Eさんと同期で同じ大学卒業のGさんから相談ごとがあると呼び止められた。Gさん曰く、EさんはSNSの「裏アカウント」を持っていて、そちらに先日検査入院していた有名人のことを書き込んでいたという。管理者Fさんがネットを検索してみたところ、○○というアカウントで「今日、病院に□□□□（芸能人の名前）らしい人を発見。うーん、違うかな？」「絶対□□□□だ！　間違いない！　△△科だった」という投稿をしていた。いつも真面目に仕事をしている印象だっただけに、Eさんの投稿は意外で残念であり、強く注意することになった。

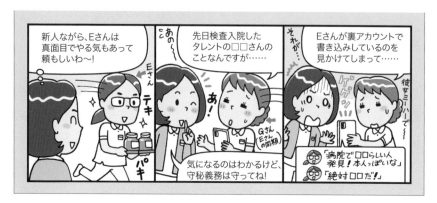

解説

　まず一般的なレベルでその個人が特定される情報は、たとえ名前の一部が伏せ字にしてあったとしても個人情報です。その時点で本事例は大きな問題なのですが、「裏アカウント」とはそもそも何でしょうか。

　裏アカウントとは「裏アカ」と略されており、「ソーシャルメディアなどにおいて、自身のアカウントとして開設した本来のアカウントとは別に、秘密裏に設けた、匿名アカウントのこと」[11] です。裏アカウントを持つ目的としては、共通の趣味を持つ人とつながるため、ニュースなどの情報収集に利用するため、仕事上におけるSNS運用の動作確認のためなど、さまざまあるようです。しかし、職場でのうっぷんを投稿したり、特定の人物の悪口を投稿したり、といった目的の場合があることもまた事実です。

　匿名で第三者への誹謗中傷などが簡単にできてしまうのが情報社会でもあり、看護管理者としてはそのようなことも念頭に置いて対応にあたることが必要になります。

管理者としてソーシャルメディアとどう向き合うか

　前出の四事例は、いずれも当事者の看護師に悪意があったとは思えません。おそらく気軽にとった行動でしょう。世代だけで単純に区別することはできませんが、生まれたときからICT機器が日常的にある「デジタルネイティブ」世代の人たちは、身近にソーシャルメディアがあることが当たり前のため、危機感を感じにくく、使用のハードルが低いといえるかもしれません。

　図表2は大学生を対象としたデジタルネイティブの程度を表した項目（尺度）です。各項目の内容に「当てはまる」は3点、「どちらでもない」は2点、「当てはまらない」は1点として点数を与え、点数が高いほど「デジタルネイティブ度合いが高い」と判断されます。図表2の点数には、2010～2011年に実際の大学生262名に対して調査を行なった結果が示されています[12]。項目によりばらつきはありますが、デジタルネイティブ世代がどんな感覚を持っているのかを具体的に想像するための参考になります。ただしこれも10年以上前のデータのため、現状はもっと変化していることが考えられるでしょう。

　管理者は、自分たちとは育った環境が異なる人たちと日々ともに仕事をする必要があります。インターネットやソーシャルメディア利用に関しては「若い世代のことはわからない」と頭を抱えることも多いかもしれません。しかし、具体的な事例やそのような行動に出る感覚に、またソーシャルメディアのリスクだけでなく意義について目を向けてみることで、ソーシャルメディアという現代社会の道具を理解し、リスクを最小限にして「賢く使う」という視点をスタッフに伝えていただきたいと感じています。

図表2 デジタルネイティブ尺度

宇惠弘．大学生を対象としたデジタル・ネイティブと自己との関連．総合福祉科学研究．3, 2012, 127-31．より改変

項目	平均点	標準偏差
① インターネットで知り合いになって会ったことのある人が5人以上いる	1.29	0.69
② 朝起きると最初にするのはメールをチェックすることだ	1.96	0.91
③ 出かけたり買い物をしたり、何か行動する場合はまずネットで検索する	1.94	0.81
④ デジカメなどで撮影した写真は、写真共有サイトにアップロードしている	1.41	0.72
⑤ ネットで買い物をするときにクレジットカード番号を入力することに全く抵抗がない	1.27	0.58
⑥ 音楽はネットで購入したり入手することが当たり前になっている	1.58	0.84
⑦ 定期的にチェックするブログが5つ以上ある	1.94	0.96
⑧ ブログにコメントをつけたことがある	2.47	0.87
⑨ 自分のブログをもっていて、定期的に更新したりトラックバックを張ったりしている	1.90	0.94
⑩ mixi や Facebook などの SNS に複数参加している	2.06	0.93
⑪ SNS では自らコミュニティを主宰している	1.13	0.45
⑫ ウィキペディアを利用することが多い	2.18	0.89
⑬ インスタントメッセージで友人と日常的にチャットする	1.27	0.62
⑭ 携帯電話は会話するよりもメールすることの方が圧倒的に多い	2.47	0.75
⑮ 面白い動画サイトをすぐに友人にメールなどで知らせることが楽しい	1.56	0.82
⑯ 友人や知り合いに電話番号を教えるときは携帯電話の赤外線通信で行う	2.76	0.59
⑰ ネットでニュースをフォローしているので紙の新聞は読まない	1.89	0.83
⑱ テレビはいったんハードディスクレコーダーに録画してから見るのが基本だ	1.57	0.79
⑲ 学校（小学校、中学校、高等学校）ではパソコンの授業が苦手だった	1.97	0.90
⑳ 今の彼女（彼氏）はネットで知り合った	1.11	0.43

平均点は各文章に対して「当てはまる＝3」「どちらでもない＝2」「当てはまらない＝1」を入力した値

文献

1) 総務省．"インターネット"．令和5年版情報通信白書．2023.
https://www.soumu.go.jp/johotsusintokei/whitepaper/ja/r05/html/nd24b120.html
（2023年12月閲覧）
2) 総務省．"ソーシャルメディアの利用状況"．平成30年版情報通信白書．2018.
https://www.soumu.go.jp/johotsusintokei/whitepaper/ja/h30/html/nd142210.html
（2023年12月閲覧）
3) 総務省．"SNS"．令和5年版情報通信白書．2023.
https://www.soumu.go.jp/johotsusintokei/whitepaper/ja/r05/html/nd247100.html
（2023年12月閲覧）
4) 総務省．"SNSの利用状況（日本）"．令和4年版情報通信白書．2022.
https://www.soumu.go.jp/johotsusintokei/whitepaper/ja/r04/html/nf308000.html#d0308130（2023年12月閲覧）

5) 厚生労働省．新型コロナウイルスに関連した肺炎の患者の発生について（1例目）．2020．
   https://www.mhlw.go.jp/stf/newpage_08906.html（2023年12月閲覧）
6) 中山和弘ほか．インターネット上の保健医療情報の見方．健康を決める力．
   https://www.healthliteracy.jp/internet/post_10.html（2023年12月閲覧）
7) バーニス・ブレッシュ，スザンヌ・ゴードン．早野真佐子訳．沈黙から発言へ：ナースが知っ
   ていること、公衆に伝えるべきこと．東京，日本看護協会出版会，2002．
8) 国際看護師協会（ICN）．看護師とソーシャルメディア．
   https://www.nurse.or.jp/nursing/international/icn/document/policy/pdf/shakai-10-1.
   pdf（2023年12月閲覧）
9) 保健師助産師看護師法．第42条．
   https://www.mhlw.go.jp/web/t_doc?dataId=80078000&dataType=0&pageNo=1
   （2023年12月閲覧）
10) 日本看護協会．看護者の倫理綱領．2003．
    https://www.nurse.or.jp/home/publication/pdf/rinri/code_of_ethics.pdf（2023年12月
    閲覧）
11) Weblio辞書「裏垢」．https://www.weblio.jp/content/（2023年12月閲覧）
12) 宇恵弘．大学生を対象としたデジタル・ネイティブと自己との関連．総合福祉科学研究．3，
    2012，127-31．

4章

看護研究

澤田由美 さわたゆみ

姫路獨協大学看護学部　教授

総合病院勤務の後日本看護協会看護研修学校へ進み、看護専門学校に勤務。高知女子大学（現 高知県立大学）看護学研究科にて精神看護学領域を専攻、修了後は岡山県内の公立大学、私立大学に勤務。2020 年より現職。

研究が看護の未来を変える

　看護研究は苦手、特別なスキルがないとできないし……と敬遠していませんか。看護研究は特別な能力の持ち主が行なうものではありません。日々真摯に患者と向き合い、悩み、時には一緒に笑い、泣き、看護職としての使命に誠実に向き合っている普通の「あなた」ができることなのです。そして、看護研究は、研究対象となるのも最終的にその研究結果の恩恵を受けるのも、生活している「人」なのです。川島[1] は著書で、「優れた発想や研究課題は、生物学的な感性の上に社会的・人間的な感性が必要であり、豊かな感性が研究の芽を育てる。そのためには常に事実と向き合い、実践を通して研究の芽を見つけ出すことが大切であり、それは特別な能力や資質ではなく、誰もが持ち合わせている知的好奇心である」と述べています。

　皆さんは日々の業務で一人ひとりの人生に向き合い、看護体験を積み重ね、反省的経験により自らの看護行為を振り返っていると思います。患者に提供した看護実践を検証し、既存の基礎知識に経験知が加味され一般化されること、その過程で看護の質は磨かれ、発展していきます。まさにこのプロセスが看護研究なのです。

　看護は日々進化しています。さまざまな現象に対応できる能力を身に付けるためには、看護専門職として継続的に自己研鑽する力が必要であり、看護ケアや臨床体験への知的好奇心は、その原動力になるのです。

　また研究成果の発表は、新たな出会いを生みます。同じ課題に関心を持つ人、共通の問題で行き詰まっている人のアンテナが反応し、あなたの研究成果に惹かれ、集まってきます。研究目的、研究方法、結果を共有し、独自の視点からの考察をディスカッションすることで、思いもし

ない場所で研究成果が活用され、洗練され、普遍的な真理へと成長することもあるのです。

　このように考えると、看護研究は特別なものではないことがわかると思います。研究の醍醐味は、新たな知見を得る喜びや変革の糸口を見つける実感、新たな関係性を築き看護の魅力や奥深さを味わうことです。気がつけば、自分自身の成長につながっていると感じることができます。

　看護専門職として自律的に研究を蓄積することで、ケア提供者としての技が磨かれ、国民の健康に寄与する専門職としての基盤が築かれます。つまり、看護研究は看護の未来を変え、そのスタートは日々隠れている何気ないResearch Questionから始まるといえるのです。

研究のための人的・資金的環境整備

　看護は一人で行なうものではなく、チームとして、また組織や施設を越えて多くの看護専門職が同じ目標に向かって切磋琢磨する実践活動です[2]。研究はその実践を支えるエビデンスを生み出すもので、実践と研究は車の両輪です。実践も研究も「生き生き」と「楽しく」取り組むことが大切ですし、一人で完結できることではないのです。

　ただし、やみくもに研究メンバーが集まっても進むべき方向はなかなかみえてきません。忙しい現場を抱えている臨床看護師が業務の合間に研究に取り組むのですから、まず環境を整備しなければなりません。

人的環境整備

　近年、指定規則の改定により看護基礎教育にも「看護研究」が取り入れられ、ここ数年の新人看護師たちは学生時代に看護研究の基礎を学んでいます。彼女（彼）らの力を使わない手はありません。パソコンの操

作にも慣れています。新人たちにも役立ち感がわき、研究チームにも溶け込みやすくなり、心強いメンバーになります。

　このうえに院内教育管理者や専門看護師など研究のエキスパートによるサポート体制があれば、さらによいでしょう。組織的にその仕組みがなければ、実習受け入れ先の学校や大学教員を巻き込むのも一つです。教員を共同研究者に迎え入れ、コーディネートや研究デザインについて助言してもらうなかで研究指導体制が構築されると、おのずと教員との関係が深まり、その結果、臨床実習指導の質が変わります。一石二鳥だと思いませんか。

資金的環境整備

　看護研究には少なからず経費がかかります。文献検討では文献を手元に集めるための経費（郵送費やコピー代等）、倫理審査にかかる手続きやデータ収集では、対象者の貴重な時間を拝借しデータをとらせてもらうことへのお礼や通信・交通費、発表では学会参加費や交通費等がかかります。

　最初は病棟スタッフが協力しあい、スタッフが研究対象者になることが多いと思いますが、倫理的な観点からいえば、対象者は研究者と利害関係がないほうが好ましいのです。自由意思での研究協力が原則ですので、依頼されて断りづらい関係は倫理的問題を生じます。まして、病棟内に入院されている患者を安易に対象とすることは言語道断です。

　看護部が独自で予算を組んでいる組織は研究費を計上しやすい環境にありますが、これから部内で研究に取り組む組織にとっては、研究の必要性を示す資料作りも必要になります。研究に関する経費を計上し、研究チームが公費で発表に行ける体制が整うと、研究へのインセンティブとしてのモチベーションが上がるのではないでしょうか。

文献検討から研究の方向性を探る

Clinical Question を Research Question へ

　日常の看護体験のなかで芽生えた臨床的な問いをClinical Question といいます。Research Question は、Clinical Question を研究的疑問＝「問い」にしたもので、倫理的側面の条件を満たし、看護研究の対象となるものをいいます。より良い研究は、より良い「問い」によるところが大きく、有意義で興味深い疑問や問いが提示されることで、その研究は価値を持つともいわれています[3]。

　Clinical Question をResearch Question にするには、疑問の中心に存在する「明らかにしたいこと」が何なのか、まず明確にすることから始めます。そのためには、Clinical Question に関する先行研究をレビュー（概観）し、現時点で明らかにされていること・されていないことを整理する必要があります。この作業が文献検討です。

　文献検討の結果、研究によりもたらされる成果が臨床的に意味を持ち、実現可能な条件を満たし、患者のために貢献できるものになることで、洗練されたResearch Question が生まれます。

　看護研究のスタートは、まず文献検討を行ない、Research Question が真に看護研究として価値があるものなのか、また現在の保健医療福祉領域において何らかの貢献を成し遂げていくような貴重なものなのか、新しい発見やさらなる問題解明に発展していくものなのかを考えることが非常に重要です。文献検討の過程で、研究課題を解決するための効果的な方法についてのヒントを得ることもでき、文献を読むことで課題はすでに解決されていることが示されたり、疑問が解決されることもあります。

既存の研究デザイン・研究方法・測定尺度を確認するなど、目的を持って文献を探し、手に入れた文献から学んでください。自分たちの研究課題が、本当に取り組む価値のある研究かどうかを吟味し、明らかにするべき課題へのヒントを得ることができます。研究デザイン・研究方法・測定尺度を知るうえでも文献検討は大切なプロセスです。

　つまり、文献検討は研究基盤の作成や、新しい研究へのアイデアやヒントを得ることに役立つのです。そのためには原著、研究報告にかぎらず、ケース報告や解説、臨床的記述なども探したほうがよいとされています[3]。

文献検討の手順

　進めやすい手順を以下に簡単に説明します。

> ①研究課題に関係するキーワードをいくつか出していきます。そのなかには必ず「看護」「患者」「疾患名」などのキーワードも含んでください。
>
> ②検索エンジンを活用し、文献を検索します。「医中誌Web（医学中央雑誌刊行会）」「CiNii Research（国立情報学研究所）」「J-Stage（科学技術振興機構）」は便利なサイトです。日本看護協会会員であれば「最新看護索引Web（日本看護協会図書館）」を使えます。
>
> 海外の文献検索サイトもありますが、こちらは、修士論文や研究を生業とする人が、論文の精度を吟味する際や、研究への示唆を得るためにクリティークしていく過程等に用いられています。
>
> ③研究課題に基づいて集めた文献の要約をします。これは単に研究の背景に活用するだけではなく、研究結果を考察していく際の重要な手がかりにもなります。手を抜かず丁寧に整理しておきましょう。

　文献検索と文献検討は、研究を行なう際には必ず実施してください。Research Questionを明確にし、一貫性のある質の高い研究となるように、可能なかぎり時間をかけてください。この作業で手を抜くと、研究に費やす時間や労力が無駄になることがあります。

倫理的感性を磨く

医療職・看護専門職の倫理

　専門職は、それぞれ独自の倫理を持っていることがその特性として挙げられています[4]。医療倫理の原則は、

> ①人格の尊重（respect for persons）
> ②無危害（nonmaleficence）
> ③利益・慈恵（beneficence）
> ④正義（justice）

であり、ニュルンベルク綱領（1947年）やヘルシンキ宣言（1964年）、リスボン宣言（1981年）と時代を経て洗練され、十分な説明を受ける権利、自由意思による参加、無害、尊厳、権利の保障などが明記されています。

　看護専門職にも行動指針「看護者の倫理綱領」（日本看護協会、2003年）があり、専門職に必要な専門的知識・技術の修得、人として遵守しなければならない態度など、看護職の責任の範囲が明示されています。

　人に対して正直である「誠実」であることは、医療現場における信頼関係を構築するうえで特に重要です。また「忠誠」に含まれる専心や献身さ、確約は、看護師と患者間の信頼関係に潜在しており、守秘義務や

約束を守る基礎となります。

医療倫理の原則に沿った研究倫理

　医療機関、研究・教育機関には、「人間を直接対象とした医療及び医学研究について、医の倫理に関するヘルシンキ宣言の趣旨を尊重し、『人を対象とする生命科学・医学系研究に関する倫理指針』（令和３年文部科学省・厚生労働省・経済産業省告示第１号）に基づき、倫理的な観点から審査を受けなければならない」[5]との研究倫理規程があります。

　以下、医療倫理の原則に沿った研究倫理を解説し、参考として研究論文に記載する際の具体的な形を紹介します。

①人格の尊重

　人間は他者から制約されず、自分の意思に基づいて行為を決定する自由を有しています。つまり、参加の可否は自由意思によるものであり、参加を取りやめる権利も保障されなければなりません。対象者との関係のなかで尊重し、約束や秘密を守ることも人格の尊重につながります。

具体的には

　▷対象者の権利　▷研究の目的・方法　▷研究への参加はいつでも拒否できること　▷データの取り扱いは研究者が厳重に管理すること　▷個人の匿名性を厳守するためにID番号で管理し研究終了後には破棄すること　▷得られたデータは研究目的以外では使用しないこと　▷研究を公表する場合は個人を特定しない方法とすること ── を、文書および口頭で説明し、参加の同意を得る。さらに当日も対象者に再度、研究の趣旨および倫理的配慮に関する説明を行ない、参加の同意を得た後にデータ収集を開始する。

②無危害

　被験者に危害を加えることは回避されなければなりません。また、被験者の身体への侵襲による不利益に対する配慮も必要になります。

> **具体的には**
> 　面接時に心理的動揺が認められるときは、面接の中断や中止を提案し、対象者の意思を確認・尊重する。

③利益・慈恵

　対象者に有害なことを避け、善を創出します。対象者の善・利益を最善に考え、人生の充実（生きかた、やりがい）を保障しなければなりません。

> **具体的には**
> 　対象者に生じる利益および不利益について想定し、医療面・看護面で対象者が不利益を被らないこと、話したくないと思うことは話さなくてもよいことを説明する。インタビューはプライバシーを保てる個室で1対1で行ない、インタビュー時間は1時間程度とし、対象者の方の意向に沿って時間の短縮、インタビューの中断、延期ができることを説明する。

④正義

　対象者に公平であるために、研究開始にあたって第三者評価（研究倫理審査）により、研究目的、方法の一貫性、および倫理的配慮の補償に関する審査を受けます。審査の視点には、研究者の倫理的責務として、基本的人権や人類の福祉に反する研究を行なわないこと、性別・人種・思想などによる差別をしないこと、国内外の関係諸法令および所属先の諸規定を遵守すること、個人と組織または異なる組織間の利益の衝突に

十分注意し、公共性を担保すること、成果の公表と社会への還元を積極的に行なうこと、成果の再現性を保ち、データの漏洩、改ざんを防ぐための措置を講じること、引用の際は他者の研究成果を無断で使用しないこと、個人情報の保護などの遵守（筆者所属の研究倫理審査規定より抜粋）が挙げられます。

具体的には

　研究を行なううえでの倫理的配慮については、○○病院研究倫理審査委員会で承認を受ける。さらに、研究の開始にあたっては、対象者が所属する施設の代表者に研究の目的・意義・方法を口頭および文書にて説明し、倫理委員会にて承認を受ける。

＊

　看護研究は、研究で得られた成果を実践に適応させていくための活動であり、看護を受ける人＝患者に還元されて初めてその価値を持つものである以上、研究に携わるメンバー全員が身に付けておかなければならない倫理的感性があるのです。皆さんにはその感性をさらに研ぎ澄ませ、看護研究に取り組む素地を養っていただきたいと願っています。

文献

1) 川島みどり．いきいき実践　楽しく看護研究．東京，看護の科学社，1994．
2) 上山和子ほか編著．大学生のための看護研究ガイドマップ．第2版．古城幸子監修．岡山，ふくろう出版，2013，3．
3) DF.ポーリット／CT.ベック．近藤潤子監訳．看護研究：原理と方法．第2版．東京，医学書院，2010，76-8，89-113．
4) 世界大百科事典．改訂新版．東京，平凡社，2014．
5) 姫路獨協大学生命倫理委員会規程2008．

5章

経営数字

木村憲洋 きむらのりひろ

高崎健康福祉大学健康福祉学部医療情報学科　教授

1994年武蔵工業大学工学部機械工学科卒業。神尾記念病院（東京都）、今井病院（栃木県）を経て現職。国立医療・病院管理研究所専攻科・研究科修了、東京医科歯科大学大学院医歯学総合研究科医療経済学分野満期退学。著書に「だれでもわかる！医療現場のための病院経営のしくみ（日本医療企画）」「超イロハ師長の病棟経営数字（日総研出版）」などがある。

経営数字をどこまで理解する必要があるのか、悩むことは多いと思います。看護管理者は真面目な人が多いため、セミナーの内容やコンサルタントの言葉をうのみにし、財務諸表から経営に関する細かい数字まで、すべて理解しようとしてしまいます。そのため、自分で限界を感じ、苦手になってしまいがちです。

　本章では、看護管理者にとって必要な経営数字を理解するために、数字の成り立ちを理解することと、立場ごとに必要な経営数字を把握することを目的とします。

看護管理者と経営数字

　看護管理者といっても、看護師長・主任、看護部長・副看護部長、看護担当副院長……、それぞれで理解すべき経営数字が違うことは皆さんも承知していると思います。経営数字が苦手になる背景には、経営数字を学ぶときに、最初から副院長レベルの経営数字までを理解しようとすることがあります。経営数字を追求しようとすると無限に広がってしまいます。皆さんの病院の事務部長が知らない経営数字もきっと存在します。業務上の役割によって、知る必要がある経営数字は異なるのです。さらに、経営数字は、時代とともに変化するものでもあります。

経営数字を分解する

　経営数字は大きく分けると、▷施設基準や医療の質（CI；Clinical Indicator ／ QI；Quality Indicator）に関する数字 ▷損益計算書（PL）に関する数字 ▷貸借対照表（BS）に関する数字 ▷キャッシュフロー（CF、資金繰り）に関する数字 ―― の四項目に分けることができます。これらはさらに、図表1のように分解することができます。

図表1 経営数字の四要素

項目	施設基準・医療の質	損益計算書	貸借対照表	キャッシュフロー
要素	● 施設基準関連数字 ● CI（QI）	● 売上 ● 費用 ● 利益	● 資産 ● 負債 ● 純資産（資本）	● 現金の流れ ● 将来的な現金予測

経営数字を把握する異議

　看護管理者が経営数字を知るうえで、重要な前提条件があります。

経営数字を活用していくことが前提

　経営数字を把握するのは、それをこれから活用していくことが目的です。現状を知り、経営を改善していくために経営数字を把握するのですから、経営改善につながらない数字を把握する必要はありません。

　「経営改善」というと、実感がない人もいるかと思います。その場合は、経営改善を「効率性と医療の質を向上させるための業務改善」と置き換えることで、しっくりくるのではないでしょうか。

経営に関する数字が公開されていること

　経営数字を学んだとしても、病院で数字を公開していない場合が多くあります。特に、損益計算書の費用や、貸借対照表、キャッシュフローについては、公開していない病院も珍しくありません。公開されている範囲で経営数字を把握しどのように活用していくのか、必要な数字を把握するためにはどうするかを考える必要があります。

経営改善につながる経営数字

　医療機関の経営において最初に把握したい経営数字は、損益計算書です。損益計算書は ▷売上 ▷費用 ▷利益 ── で構成されています

図表2 売上と費用と利益の構造

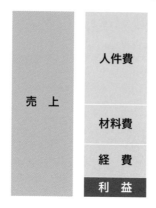

（**図表2**）。このなかで売上がいちばん重要な数字といっても過言ではありません。医療機関の経営は、売上を伸ばしていくことで改善していく特徴があるからです。

　説明しますと、医療機関では、売上は変動的で、伸ばすことは自由にできます。医療機関での費用は、人件費と経費は売上と連動しない固定的な特徴があり、材料費は売上と連動する変動的な特徴を持ちます。病院では、人件費が45〜65％程度、材料費が20〜30％、経費が10〜25％程度となっています。売上が伸びたとしても人件費と経費は伸びにくいため、利益につながる傾向にあります。このため、病院経営の肝は、売上をいかに向上させていくかにあります。

　ちなみに、施設基準や業務改善は、売上向上や費用効率化につながります。一方、貸借対照表を分析すると現在の資産と負債の状況を把握できますが、資産と負債を把握することで次のアクションへとつなげることができるのかというと、つなげることはできません。また、キャッシュフローといった資金繰りに関することも、看護管理者の管理対象から外れるのではないかと思います。

経営数字と医療の質の関係

　経営数字を学ぶ際には、優先順位をつける必要があります。まずは医療機関の売上にかかわる事項を把握することから始めましょう。

　医療機関の経営においては、**図表3** にあるように、経営資源である人・物・情報を生かして医療の質を向上させていく必要があります。医療の質を向上させていくことで、医療機関の評判は上がり、ブランド力が向上していきます。ブランド力の向上は患者増加につながり、患者増加によって売上が上がることで、経営資源である「金」に対して良い効果が現れていきます。「金」が増えれば、ボーナスへと反映させたり、新たな医療機器の購入などの設備投資もできます。このようなことから、医療の質を向上させると、最終的に重要な経営資源に対して良い効果が期待できるのです。

　経営数字で大切なことは、何がいちばん重要であるかを考え、どこの

図表3 経営資源と医療機関の経営サイクル

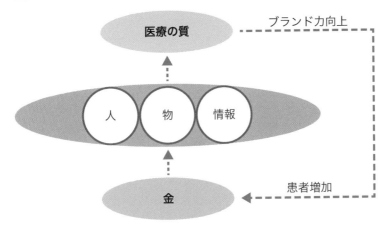

数字が何につながっているかを理解することです。

経営数字の成り立ち

売上の構造

　経営数字で最も重要な項目は、経営にいちばん効果がある数字で、先にも説明したように売上が重要なポイントとなります。

　売上（収益）は、**図表4**のように、患者単価に患者数を乗じたもので表されます。入院の売上（収益）については、入院単価と入院患者数となります。売上（収益）はのこのような構造ですから、施設基準を上げて単価を高くし、ブランド力向上により患者数を増加させる努力をすることは、理にかなっているのです。

患者単価のもう一つの視点

　「患者単価を上げるには、より高い施設基準を算定すること」と説明しましたが、患者単価を上げるにはもう一つ方法があります。

　図表5は、患者が入院してからの単価と入院日数の関係をグラフに表したものです。患者が入院すると次の日に手術などがあり、単価が高くなります。手術後は処置などがなくなるため、単価が低くなります。このような入院単価の特徴から、入院患者をより多く受け入れると、入院

図表4 売上（収益）の構造

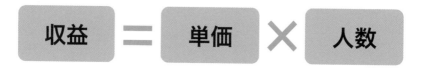

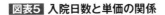

図表5 入院日数と単価の関係

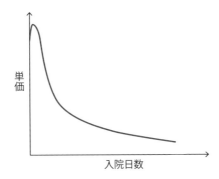

単価の平均値も上昇していくことになります。別の角度からみると、患者単価が高い病院は、入院日数が短い病院であるともいえます。つまり平均在院日数が短い病院は、入院単価が高くなる傾向にあります。

　ここまでをまとめると、重要な経営数字とは、患者数の増加に影響がある医療の質の向上と、単価を上げ・維持するためのより高い施設基準を算定することに関連するものとなります。モニタリングする意味でこれらの数値に気を配ることで、医療機関の経営は良くなっていきます。

看護管理者が気にすべき経営数字

師長・主任がまず理解しなければならない数字

　図表6 に示すように、立場によって、必要とされる経営数字は違います。看護師長・主任であれば、CI（QI）と施設基準に関することを理解することが最優先となります。平均在院日数や重症度、医療・看護必要度などが経営数字の入門となります。たとえば地域包括ケア病棟入院料であれば、「重症度、医療・看護必要度Ⅰ」においてA項目1点以上またはC項目1点以上の患者の割合が12％以上、入院日数が60日を超

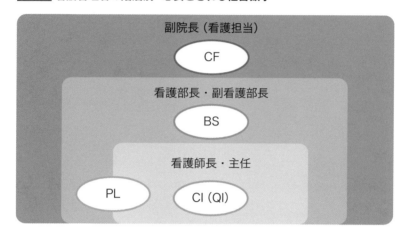

図表6 看護管理者の階層別・必要とされる経営数字

副院長（看護担当）

CF

看護部長・副看護部長

BS

看護師長・主任

PL

CI (QI)

えないこと、リハビリの必要な患者については一日あたり平均２単位以上リハビリの提供が必要、などです。これらの基準を満たしていくことが、経営数字を理解していることとなります。

また、看護師長・主任は、損益計算書（PL）の「売上（外来収益と入院収益の合計）」についても、優先的に理解する必要があります。毎月の師長会や病院の管理者会議などで使われる統計資料が、外来・入院の単価や外来・入院の患者数、平均在院日数などから構成されているためです。

看護部長・副看護部長～副院長に必要な数字

看護部長・副看護部長は、経営に参画するために、損益計算書の「費用」についても理解している必要があります。人件費、材料費、経費の特徴を、自院の特性と照らし合わせて理解しておきましょう。たとえば、回復期リハビリテーション病棟がメインの病院であれば、人件費率が高く材料費率が低い。循環器専門の病院であれば、人件費率が低く材料費

率が高いといったことです。

　また、貸借対照表（BS）を理解することで、医療機関の財務状態が健全かどうかを知ることができます。資産に比較して負債が多すぎて破綻の可能性がある、現金残高が少ないのであれば資金ショートの可能性がある、などです。貸借対照表を理解すると、このようなことがわかります。

　副院長クラスになってくると、キャッシュフロー（CF）や資金繰りといったことも理解していると、医療機関経営と経営数字についてより正確に理解することができます。

簡単で理解しやすい経営数字から取り組む

　経営数字は難しいと思われがちです。それは、看護を対象とした病院経営セミナーが難しい話題を取り上げる傾向にあるからです。しかし経営数字を理解する目的は、経営数字を把握し、経営改善へとつなげることにあります。たとえば平均在院日数が長くなり施設基準が危なくなれば、短くするためにどのようにしていくのかを考えます。例を出すと、患者を退院させることで施設基準を守るなどです。

　経営数字を理解するためには、まずは簡単で理解しやすい経営数字から取り組むこと、そして必要になったら深掘りしていくことで、より複雑な経営数字も理解できるようになっていきます。

　数字は、見慣れることでなじんでいくものでもあります。皆さんが医療に携わるようになってから血液検査の値に慣れていったことと似ているのではないでしょうか。経営数字についても同様です。

6章

戦略思考

深澤優子 ふかざわゆうこ

社会医療法人社団正志会本部　採用育成担当部長・看護アドバイザー

弘前大学教育学部特別教科（看護）教員養成課程卒業。日本大学大学院グローバル・ビジネス研究科修了。看護師・看護部長・人事部長・事業推進部長・会社経営等を経て現職。看護師・MBA。

1 目標を明確にして達成するための「戦略思考」を身に付ける

戦略と戦略思考

「戦略」という言葉はもともとは軍事用語からきており、古典的な分類によれば、意思決定はそのレベルに応じて、上から▷戦略（ストラテジー）▷作戦（オペレーション）▷戦術（タクティクス）── の三段階に分かれています。

「作戦」はイメージしやすいと思います。目標を設定したときに、そのためにすべきことをより効率的に行なうための仕組みづくりに相当し、基本的な業務プロセスの作り込みや改善が該当します。「戦術」は、さらに具体性が増し、現場レベルでの細かな動き・やりかたの調整といったものが該当します[1]。

ここで大切なのは、作戦を実行するためには「目標設定」が必須だということです。つまり、戦略は作戦の上位概念であり、何らかの目的を達成するために、長期的視野と複合思考力や資源を総合的に運用することを目指して立案されるものといえるでしょう。

では、「戦略思考」とは何か。筆者はいつも「『目的』を明確にし、その目的達成のために効果・効率的に思考すること」と説明しています。ここでは、その「目的」を重視した思考のために必要な基本スキルについて述べます。

何が問題かを的確にとらえる

「問題をどのようにとらえるか」がスタート

まず、次の例文を読んでみてください。

> 「昨日のテストは時間が足りなくてできなかったよ。いや、前日さ、勉強しようと思ったらエアコンが壊れていて部屋が寒くて……。厚着して何とかしのいだんだけど、何か風邪をひいたみたいでさ。朝、風邪薬を飲んで行ったら頭がボーっとしちゃって。っていうか、何でエアコンが壊れるかなと思って。まったくもう」

それでは質問です。この人がテストができなかった理由は何でしょうか。時間が足りなかったから？　エアコンが壊れていたから？　風邪をひいたから？　いや、風邪薬を飲んだから？

わかりますよね。テストができなかった理由は、時間が足りなかったわけでもエアコンが壊れていたからでもないはずです。「勉強しなかったから・勉強が足りなかったから」が、テストができなかった理由です。エアコンが壊れているなら修理したほうがよいですが、修理しても良い点数は取れないはずです。これは誰もがわかる簡単な事例だと思います。

ですが、実際のマネジメントの場面では、テストができなかった理由をエアコンの不良のせいにしたり、風邪薬のせいにしたり、といったことが珍しくありません。戦略思考には、この「問題は何か」を適切にとらえるスキルが必要となります。正しく問題をとらえることで、問題解決ができるのです。

図表1 問題と問題解決

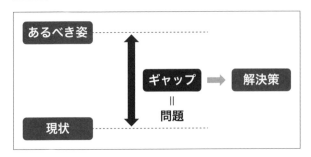

図表1 問題と問題解決

問題と問題解決の基本

　問題とは、あるべき姿と現状の間にあるギャップのことをいいます（**図表1**）。このギャップこそが問題であり、問題を明確にしたうえで解決策を打つことが問題解決となります。

　しかし、あるべき姿が曖昧だとそもそも問題発見ができず、また、現状を正しくとらえることができないとギャップを明確にすることもできず、正しい解決策が打てません。

　問題は一見複雑に思えますが、**図表1**を頭に入れて、シンプルにとらえる習慣づけをすることが有効です[2]。

問題発見ができない理由を排除する

　「何が問題なのか」を的確にとらえることができないと、その後の解決策が的外れになり、問題が解決しないばかりか、新たな問題を引き起こすことさえあります。問題発見ができない理由は、大きく**図表2**の四つに分類[3]されます。

問題定義の前提となる「あるべき姿」を的確に描けていない

　ビジョン構想力や問題設定力が欠如しているためにあるべき姿をイメージできない、構造や枠組みの変化に対する認識力が欠如しているた

図表2 問題解決を阻害する四つのNG ポイント

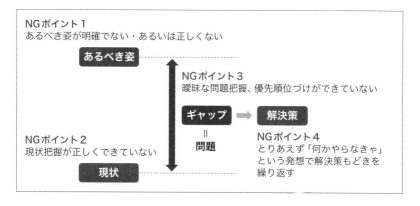

NGポイント1
あるべき姿が明確でない・あるいは正しくない

あるべき姿

NGポイント3
曖昧な問題把握、優先順位づけができていない

ギャップ ➡ **解決策**
＝
問題

NGポイント2
現状把握が正しくできていない

NGポイント4
とりあえず「何かやらなきゃ」
という発想で解決策もどきを
繰り返す

現状

めにあるべき姿を間違えている、などがあります。「これは問題だ」「い
ろいろと問題がある」と言いながら、「どのような姿が望ましいのか」
という問いに答えられないようなケースも含まれます。

現状認識・分析力が低く、正確な現状把握ができていない

問題意識の欠如（▷問題の隠蔽 ▷現状について当事者は明確だと思
い込んでいても客観的には非常に曖昧 ▷問題の先送り ▷本質的な問題
に直面することを回避する傾向）は、正確な現状把握の障害となります。
現状を何とか維持しようとするあまり、本質的な問題には直面したくな
いという問題回避傾向が働くといわれています。

分析スキルの欠如もまた、正確な現状把握の障害となります。マニュ
アルに当てはめることに意識が向かいすぎて問題を処理する発想だけに
なってしまう、分析方法やスキルがない、といった「マニュアル化の弊
害」もここに該当します。

**ギャップの構造を解明し、問題の本質を具体化・優先順位づけすることが
できていない**

問題を表面的にしかとらえることができず曖昧な状態のまま解決し

ようとする、問題の原因が複数ある場合に優先順位づけができていない、などの場合です。「いろいろあるもの」を「いろいろ」で終わらせず、きちんと言語化・明確化すること、物事の優先順位づけをすることが大切です。

実行可能な解決策から逆順で短絡的に問題をとらえている

自分ができそうな解決策だけに目を向け、そのために、ゆがんだ目で問題をとらえる場合です。問題と解決策は切り離して、ゼロベースで考えるようにしましょう。**図表1、2**のギャップと解決策の間の矢印が、左から右（ギャップ→解決策）になっているかをチェックするのも有効です。右から左（ギャップ←解決策）の向きになっていたら、逆順で問題をとらえているといえます。

論理的思考（ロジカル・シンキング）

「論理的思考（ロジカル・シンキング）」は、よい答えを早く出すためのスキルの一つです。

マネジメントで重視すべきことの一つに「効果と効率」があります。簡単にいうと、よい結果（効果）を、最善の方法（効率）で実践していくのがマネジメントの基本です。実は、論理的思考の目的も「効果・効率的な思考」なのです。

論理的思考とは、

> 「筋道の通った思考、つまり、ある文章や話が論証の形式（前提-結論、主張-理由という骨組み）を整えていること」
>
> 「直観やイメージによる思考に対して、分析、総合、比較、関係づけなどの『概念的』思考一般のこと」

図表3 論理的思考の構造

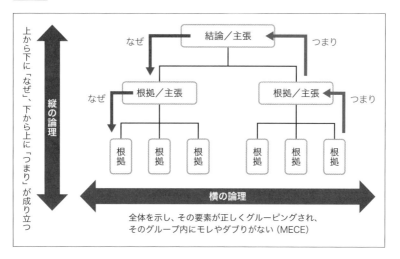

であり、▷結論が課題（テーマ）の答えになっていること ▷縦方向に、結論を頂点として「なぜ」と「つまり」の関係が成立していること ▷横方向に、同一階層内の複数の要素が「モレなくダブりなく」の関係にあること ── をいいます（**図表3**）。

　意識すべきは、縦の論理と横の論理の二つです。

縦の論理

　縦の論理とは、**図表3**で説明すると、頂点にある結論はその下の階層にある二つの根拠から導かれており、それら二つの根拠は、さらにその下の階層にあるそれぞれ三つの根拠から導かれています。逆に、最も下の階層の三つの根拠からその上の階層にある主張が導かれ、その主張から最終的には最上層の主張が導かれています。このように、上から下へ「なぜ」が成立し、下から上へ「つまり」が成立する関係を「縦の論理」といいます。

横の論理

　横の論理とは、最終結論が導かれた理由が、**図表3**に示された六つの根拠ですべて網羅されていることをいいます。最終結論は決して一部の偏った根拠から導かれたのではなく、きちんとモレなくダブりなく根拠を把握している状態が「横の論理」といえます。ちなみにこの状態を、MECE（ミッシーまたはミーシー）といいます。これは先述の「モレなくダブりなく」という意味の略語です。

　MECEで物事をとらえることには、大きく三つのメリットがあります。

正確な意思決定

　そもそも情報がモレていると意思決定を間違える恐れがあります。全体を網羅した情報をしっかり把握して意思決定をすることで、精度を上げられます。

思考のスピードと質の向上

　全体を網羅しつつ、考えやすい単位に物事を分解し、不要なものを切り捨てることで、重要なことに思考を集中できます。

信頼性の担保

　網羅的な検討をした証拠を残すことで、相手の納得感が増します。これは管理者としても重要です。自分の行なった意思決定が、きちんとした根拠や理由に基づくものであることを示すことで、相手（上司でも部下でも）の信頼感・納得感が増します。

　こうした効果も理解したうえで、論理的思考を意識して行なうようにしましょう[4]。

最も重要なのは、当事者意識

　以上のように、問題解決技法と論理的思考が戦略思考の基本スキルといえますが、たやすいことではありませんから、日々の訓練も必要です。また、人にはどうしても主観や物事の見かたの癖や偏りがあり、ただ箇条書きにしていくと「モレるしダブる」になりがちです。そこで、各種のフレームワークがあるわけです。つまり、よく使われるフレームワークの多くは、「横の論理」を助ける道具なのです。そのような道具を上手に活用すれば、意思決定の効果・効率を上げることが可能です。

　しかし道具はあくまでも道具であり、すべてを解決してくれるわけではありません。意思決定のスタートは「意志」でもありますから、自分の意志が重要なのです。他の誰かでなく、自分事として問題に向き合い、真剣に考えること、これが何より大切です。最も重要なのは、「他人事」や「評論家」ではなく、「当事者」であり「実践家・活動家」であることです。

文献

1) 瀧本哲史. 戦略がすべて. 東京, 新潮社, 2015, 244.
2) 深澤優子. 看護事例でわかる部署目標・戦略策定 SWOTクロス分析. 名古屋, 日総研出版, 2016, 52-4.
3) 齋藤嘉則. 新版 問題解決プロフェッショナル「思考と技術」. 東京, ダイヤモンド社, 2010, 23-50.
4) 深澤優子. "組織分析とフレームワーク". 看護管理セカンドブック. 太田加世編. 東京, 学研メディカル秀潤社, 2016, 143-5.

2 戦略的・最短の意思決定を助けるフレームワーク活用法

当事者意識が意思決定力を左右する

　意思決定とは、ある目標を達成するために複数の選択可能な代替案から最適なものを選択し、決定・実行することをいいます。「目標を達成するため」ですから、「この先のこと」です。つまり、意思決定とは、未来や将来、この先のことについての話なのです。

　未来や先のことだからこそ、意思決定には不確実性が存在します。自分の意思決定について、これで合っているか、正解か、といった質問がよくありますが、「正しいか」「正解か」にこだわっても意味がありません。それよりも、不確実性を最小限にするために、意思決定に必要な情報を的確に集め、事実をよく見きわめて仮説を立てるという論理的思考で、考え抜いた仮説を自分自身がどれだけ信じられるか（自信が持てるか）のほうが重要です。

　意思決定の鍵を握るのは、集めた情報でも、他の誰かでもなく、「自分」です。当事者意識が意思決定力を左右するといっても過言ではないでしょう。

効果・効率的な意思決定のためにフレームワークを活用する

　前項で、論理的思考を助ける道具としてのフレームワークに触れましたが、効果・効率的な意思決定のための道具としても、フレームワークを理解し活用することは有効です。管理者（意思決定者）に求められるのは、こうした道具を正しく理解すること、また、適切に道具を選択できること、そして、その道具を使いこなせることです。

正しい理解、適切な選択

　現状分析（環境分析）の代表的なフレームワークに「SWOT分析」があります。たくさんある環境分析ツールの一つで、内部環境・外部環境の分析ができ、効率的であるために、看護マネジメントの場面でも頻繁に使われています。このフレームワークの目的は、内部環境と外部環境における、主要なプラスとマイナスの要素を整理することにあります。

　しかし実際には、とにかくたくさん挙げたほうがよいのではないかと言葉や表現を変えながら同じことを繰り返し記載しているものや、内部環境と外部環境の区別ができていないために整理されたとは言い難いSWOT分析が珍しくありません。また、SWOT分析をした後に、外部環境分析のフレームワークである「PEST分析」をしているのを見たことがありますが、これは同じようなことを繰り返し行なっているにすぎず、全く合理的でなく、マネジメントの基本である効果と効率の両立という観点からもずれた行動になっています。

　このようなことにならないためにも、フレームワークの目的・特性の正しい理解は欠かせません。「これは便利かも！」とすぐに飛びつくの

ではなく、まずは正しく理解することを優先しましょう。正しく理解することができれば、適切な選択ができるようになります。

フレームワークの本質を理解する

　フレームワークとは、「物事を認知して思考するための枠組み・切り口」のことで、フレームワーク自体は「答え」ではなく、考える際の「プロセス」だという点に留意が必要です。また、フレームワークを理解するといっても、世の中には多数あり、それらを丸暗記してもあまり意味はありません。ただ単に枠の中に文字を書き入れるとか、当てはめるというような理解のしかたはむしろ危険です。大切なのは、フレームワークの背景にある思考パターンを理解することです。**図表1**に、フレームワークの三大思考パターンを示しました。

並列化思考

　ルールがないなかで網羅性を実現するフレームワークで、ロジックツリーや3C分析、SWOT分析など、多くのフレームワークが該当します。制約なく要素を挙げることができる利点がある一方で、MECE（モレなくダブりなく）的な網羅性に欠けやすいという落とし穴もあり、注意が必要です。現状分析や戦略を選択する際の検討に活用されることが多いのですが、要素として挙げるもの・記載のしかたなどに注意するとよいでしょう。

時系列化思考

　ある物事を、時間の流れのなかでプロセス化して考える方法です。「人の行動の流れ」「事業活動の流れ」「ライフサイクル」「歴史観（超長期）」などで物事をとらえ、分解することによって分析するというものです。日常的にも業務改善などで活用しやすいものの一つで、段階ごと・プロセスごとの打ち手（解決・改善策）を考えやすく、効果・効率

図表1 フレームワークの三大思考パターン

①並列化思考
ルールがないなかで網羅性を実現する
物事を要素に分解して並列に列挙して網羅する方法
　（経営資源なら「ヒト」「モノ」「カネ」というふうに）。
　一見単純だが、「本当に網羅しているか否か」が問題
　となる。MECEの観点に留意する必要あり。

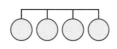

②時系列化思考
「流れ」のなかで気づきを与える
物事を時間の流れのなかでプロセス化して考える方法。

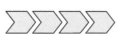

③二次元化思考
二軸の意味を吟味して使う
二つの軸からなるマトリックスを作成し、
そのマトリックス平面上の位置づけから考える方法。

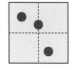

的な問題解決にも有効です。

二次元化思考

　代表的なものにポジショニングマップやPPMなどがありますが、SWOT分析はここにも該当します。SWOT分析は、並列化思考でもあり、区分軸で示した二次元化思考でもあるといえます。

使いこなす

　そもそもなぜフレームワークが存在しているのでしょうか？　それは、論理的思考がしやすくなるからです。フレームワークと聞くと難しいものだと思っていしまうかもしれませんが、それは正しくありません。フレームワークを使うことで難しくなったり混乱するのは、むしろおかしな話です。

　一部の天才的な人を除き、多くの人は、自分の頭の中だけで考えていると、堂々巡りになったり、主観的な物の見かたから脱却できなくなっ

たりすることが多いのではないでしょうか。そのような思考のしかたでは、いつまでも意思決定ができないばかりか、誤った意思決定をする可能性も高まります。

　フレームワークを活用する目的は、論理的思考を助けるためです。より良い論理的思考によって効果・効率的な意思決定、つまり、よい意思決定が早くできるようになるはずです。

　フレームワークを「難しい」「時間がかかる」と感じる人は、訓練不足だといえます。何事もそうですが、便利な道具も初めから上手には使えません。今ならあっという間に書ける看護計画も、学生のときには四苦八苦したはずです。古い話ですが、筆者はガラケーからスマホに変えた当日、電話に出られませんでした（押しても押しても電話に出られない……指でスッと、こする？　ということがわかりませんでした）。フレームワークは難しいものではありませんが、訓練して使いこなせるようにならないと、その便利さも実感できません。年に一度の目標設定時だけでなく、折々活用してみることをお勧めします。

物事をシンプルにとらえる習慣

　本項では、「戦略的に最短に意思決定する」ための方法論としてフレームワーク活用について述べましたが、それも含めてもっと簡単にいうと、「物事をいかにシンプルにとらえることができるか」が、本テーマを実践できる鍵となります。前項での例文を思い出してください。テストの点数を上げるためにエアコンを直したりしていないか？　という話です。日常のマネジメントで起こる問題は、一見複雑に思えることばかりですが、よくみると、実はシンプルなことも多いものです。

図表2 問い合わせから入院までのプロセス

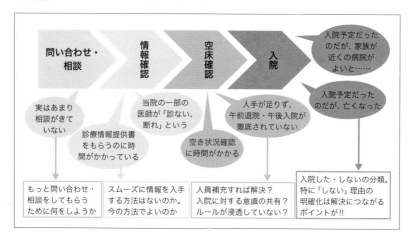

例：病床稼働率を上げる効果的な方法は？

　たとえば、ベッドの稼働率がなかなか上がらない。連携担当者に聞くと、相談件数も多く、すぐに対応していると言います。一方、現場に確認すると、断ったりしていないと言います。このようなことはどこの病院でも施設でもあると思いますが、この状況を整理せずに対応していては、効果・効率的な問題解決はできません。情報を整理して簡単（シンプル）にすることで、どのプロセスを改善すると最も効果的なのかを明確にすることができます。そんな議論の際には、**図表2**のような資料を提示し活用するのも有効です。

例：採用の成果を上げるには？

　看護師などの採用の問題についても、採用した人数だけを把握しても意味がなく、採用担当者が頑張った話を聞いても効果の保証はありません。採用活動もプロセスに分解し、それぞれの必要情報を把握（現状分析）したうえで、最も効果的なプロセスに介入することで成果を上げる

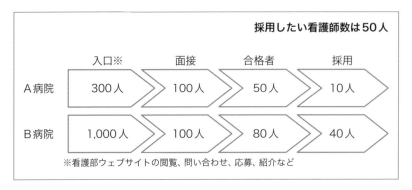

図表3 看護師の採用を考えるプロセス

採用したい看護師数は50人

	入口※	面接	合格者	採用
A病院	300人	100人	50人	10人
B病院	1,000人	100人	80人	40人

※看護部ウェブサイトの閲覧、問い合わせ、応募、紹介など

ことが可能となります。**図表3**はA病院とB病院の採用プロセスを示したものです。B病院のほうがたくさん看護師を採用していることがわかりますが、実は、両者の採用率にはそれほど差はありません。それぞれの病院がもっと効果・効率的な採用をするための解決策は、同じではないのです。この数字をよくみると、どこに問題があるかがわかるはずです。その、最も問題と感じるプロセスに介入することが、最も効果・効率的な問題解決となるのです。

例：会議の運営への応用

　図表4は、前項で触れた「問題と問題解決」の基本構造図の活用例です。この図は会議における報告・協議内容を表したもので、予算や目標は「あるべき姿」、実績は「現状」となります。「これらの間にある差異（ギャップ）が問題であり、その問題を解決するための策を検討・議論する場がこの会議ですよ」ということを示しています。

　このように、フレームワークの活用場面はマネジメントの場には多々あります。フレームワークや意思決定理論、論理的思考、問題解決等々、

図表4 問題の基本構造図の応用編

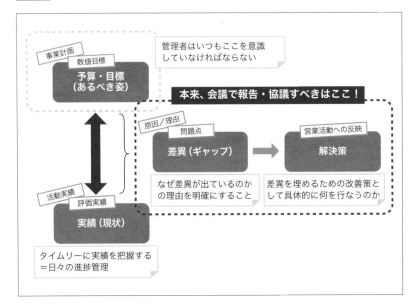

さまざまな知識は活用して初めて意味があるものです。これらを「お勉強」、毎日の仕事を「業務」などと区別せずにどんどん活用していくことが、戦略的に最短に意思決定を行なう支えになることは間違いありません。

文献

1) 手塚貞治．戦略フレームワークの思考法．東京，日本実業出版社，2008．
2) 深澤優子．意思決定が上手な師長になる方法．ナースマネジャー．14 (2)〜(6)，2012．

3 戦略思考を鍛える

「目的で考える」からズレない& 手段より目的を重視する

　個人や組織の成果は、「思考→判断→行動」の結果といえます。ですから思考にズレがあれば、判断や行動にもズレが生じて、成果が不適切・不十分なものになってしまいます。戦略思考は「『目的』を明確にし、その目的達成のために効果・効率的に思考すること」と述べてきましたが、「目的」から絶えずズレることなく思考することが、戦略思考を鍛える鍵となります。

　ふだんの業務でも「目的」をしっかりと共有しておかなかったために、会議やグループワークで目的からズレた話に終始してしまい時間切れとなったり、雑談が発展して本来の目的は置き去りにされたまま話をしたという爽快感があるだけになったりして、「今日は何のために集まったんだっけ?」というような経験はありませんか? 簡単なように思えますが、目的からズレることなく思考するには、しつこいぐらい「目的」を意識することが大切なのです。

　さらに、目的をどのようにとらえるかによって行動の質も変わります。たとえば、中途入職者を対象にしたオリエンテーションについて、「オリエンテーションそのものの目的」に注目する人と、「出席させること(手段)」に注目する人とでは、思考や行動に違いが出ます (図表1)。当然、オリエンテーションそのものの目的に注目するほうがよい成果が生まれますが、「出席させる」という手段に注目しているケースは珍し

図表1 目的に注目する人と手段に注目する人との違いの例

> 中途入職した職員は、毎月開催されている中途入職者対象のオリエンテーションに出席することになっています。しかし、うちの病棟に中途入職した職員は、その日は勤務表では休みにしていたので、来月出席させることにしました。何か問題ありますか？

オリエンテーションそのものの目的に注目する人	オリエンテーションに出席させることに注目する人
思考 入職後の最も早い時期に出席することで、理念や方針の理解、同期との交流など、定着への第一歩となることを考えて出席を促す	思考 どこかで一度出ればよいのだと考える
行動 開催日時を確認し、業務調整・勤務調整を行なう	行動 「都合が良いときに出ればよい」と説明する。何をするのか、どんな目的なのかは理解していないので、当然、職員が正しく理解できるような説明はできない。「本人には伝えました」で終わる

くありません。意識すべきは「手段ではなく目的」です。

　また、同じ場面や状況でも、問題を問題として気づく人と気づかない人がいると思いませんか？　同じ作業をしているのに、安全を確保する意思の強さや注意力が人によって異なることはありませんか？　同じ指示をしたのに、受け手によって遂行内容が異なることはありませんか？　これらは日常的なマネジメントの場でよくみられる光景だと思いますが、すべて「目的のとらえかた」が鍵になっています。大切なのは、「手段ではなく目的」なのです。

日常生活を戦略思考訓練の練習の場とする & 楽しむ

　さて、こうした思考力を鍛える場をどうつくるか。職場でいつも同じテーマを考えていても大した思考訓練にはなりません。また、いろいろな業務場面を想定して訓練しようとしても、「いろいろ」の範囲は意外と狭いものです。さらに、業務に関する思考だけではゼロベースで考えるには難しさもあり、本当の意味での思考訓練にはなりにくいものです。

　思考訓練をしたい、フレームワークを仕事で活用したいと思うなら、仕事で必要なときだけやってみる、使ってみるではうまくいきません。前項で「論理的思考や効果・効率的な意思決定に役立つ道具は、正しく理解し、適切に選択し、使いこなすことが重要」と述べましたが、使いこなすためには使う回数を上げるのが有効です。

　筆者がお勧めしているのが、日常生活のなかでの戦略思考訓練です。図表2 は、空港内にあるお菓子屋さんの SWOT クロス分析です。人気店ゆえに長蛇の列ができ、商品購入までの待ち時間が長い店なのですが、筆者がその列に並んだ際にいろいろと観察し、簡易作成したものです。看護管理者の使用頻度が比較的高いと思われる SWOT 分析などは、このように自分が遭遇した場面を切り取り、振り返って「やってみる」ことで、頻繁に使うことが可能です。その結果、仕事の場面での SWOT（クロス）分析の質も効率も上がるはずです。こうした日常生活で自分が体験した場面は、生きた戦略思考訓練の格好の場です。

　仕事の場面でなくても戦略思考訓練ができると考えたら、どうでしょうか？　これなら楽しくやれそうだと感じませんか？　実は「楽しく」も大切なキーワードなのです。

　人は楽しいと感じると、そのことに夢中になります。夢中に取り組む

図表2 ある店のSWOTクロス分析

深澤優子. 便利な道具を使おう！フレームワーク活用のススメ：マネジメントに欠かせない視点「効果と効率」の実践. ナースマネジャー. 17 (10), 2015, 2-6. より

	機会 ①大規模空港である ②海外旅行客が多い ③出発までの時間で買い物をする人が多い	脅威 ①空港内には有名土産店が多い ②買い物客には時間の制限がある ③サービスに対する顧客の要求が高まっている
強み ①空港内の人気 No.1 スイーツである ②メディア露出も多く知名度が高い ③リピーターが多い ④海外旅行客の利用も多い ⑤客単価がお菓子店のなかでは高い（複数購入者がほとんど） ⑥バックヤードの人員配置が充実している	◆No.1 スイーツとして商品開発・リピーター獲得策を強化する	◆多言語対応できるメニュー表を用意する、注文方法について明記する ◆繁忙期の人員体制の見直しにより、短時間で顧客が購入できるようにする
弱み ①待ち時間に対するクレームが多い ②店頭販売員が2人のみ ③店員の接客スキルが低い ④顧客ニーズを積極的にとらえる風土がない（アンケートなど）	◆作業効率の見直しにより、待ち時間の短縮（事前注文・マニュアル見直し） ◆店員教育の強化により、接遇・業務スキルの向上を図る	◆繁忙期（時）の人員配置変更などにより、購買機会を損失しないような対策を講じる ◆顧客ニーズ分析により、接客・商品などトータルなサービス向上を図る組織風土作りを行なう

と、腕が上がり、良い結果を生む、プラスのサイクルが回ります。失敗からの学び、生みの苦しみなどの言葉に意味がないとは思いませんが、できれば楽しいと感じながら物事に没頭できたら、それはたいへんよいことだと思うのです。

　仕事で使う戦略思考だから仕事の場面で考えなければならない、などといったルールはありません。そのように固定的なとらえかたで思考しがちならば、ぜひその思考を柔軟にしてみましょう。目的が戦略思考を鍛えることであれば、その方法は仕事の場とは限らず、また題材を問うものでもありません。私たちの身の回りには、思考訓練に適した場面があふれています。まずは自身の回りをよく観察してみましょう。新たな発見は楽しいものです。楽しんで取り組むことで、戦略思考力をアップしていきましょう！

「やらねばならぬ」ではなく楽しむが勝ち！

　人の物の見かたはそれほど客観的でなく、自分に都合良く、固定的であり、往々にして一つの側面から物事をとらえることが多いものです。論理的思考をするときには、このような物の見かたの特徴に注意しながら、物事の両面を見るような意識が必要です。これは、「今、私は論理的思考をしなければならないから注意しよう」ということではなく、さまざまな場面で同様のことがいえます。

　「『つまらない』ことは『おもしろくない』。でも、夢中になって取り組めば、どんなことも『おもしろくなる』」[2]

　何事も、とらえかた・見かたによって、同じ物も違って見えます。戦略思考のためには、知識として身に付けるとよい基本や手法があります。そのような基本知識をベースに、活用できる手法は賢く取り入れながら、

訓練しなければならないというよりも、いろいろな場面や事象に興味と関心を持ち、楽しみながら向き合おうというマインドこそが、最も効果的な方法になるのではないでしょうか。

文献

1)　深澤優子. 便利な道具を使おう！フレームワーク活用のススメ：マネジメントに欠かせない視点「効果と効率」の実践. ナースマネジャー. 17 (10), 2015, 2-6.
2)　上田信行. プレイフル・シンキング. 東京, 宣伝会議, 2009, 179.

7章

ワーク・エンゲイジメント

島津明人　しまずあきひと

慶應義塾大学総合政策学部　教授

2000年早稲田大学大学院文学研究科心理学専攻博士後期課程修了。博士（文学）。早稲田大学文学部助手、広島大学大学院教育学研究科専任講師・助教授、ユトレヒト大学社会科学部客員研究員、東京大学大学院医学系研究科精神保健学分野准教授、北里大学一般教育部人間科学教育センター教授を経て、2019年4月より現職。専門分野は産業精神保健、行動科学。

近年の労働者を取り巻く社会経済状況は、大きく変化しています。産業構造の変化（サービス業の増加）、働きかたの変化（裁量労働制など）、情報技術の進歩に伴う仕事と私生活との境界の不明確化、少子高齢化、共働き世帯の増加など枚挙にいとまがありません。

　こうした変化を受け、職場のメンタルヘルス活動においても、精神的不調への対応やその予防にとどまらず、個人や組織の活性化を視野に入れた対策を行なうことが、広い意味での労働者の「こころの健康」を支援するうえで重要になってきました。

　このような流れを受け2000年前後から、心理学および産業保健心理学の領域でも、人間の有する強みやパフォーマンスなどポジティブな要因にも注目する動きが出始めました。このような動きの中で新しく提唱された考えかた（概念）の一つが、ワーク・エンゲイジメント（Work Engagement）[1] です。本章では、ワーク・エンゲイジメントの概念を紹介したうえで、ワーク・エンゲイジメントの視点から職場を再点検し、働く人個人と組織の活性化につなげる方法について紹介します。

ワーク・エンゲイジメントはバーンアウトの対概念

　ワーク・エンゲイジメントとは「仕事に誇りややりがいを感じている」（熱意）、「仕事に熱心に取り組んでいる」（没頭）、「仕事から活力を得て生き生きとしている」（活力）の三つが揃った状態であり、バーンアウト（燃え尽き）の対概念として位置づけられています。

　バーンアウトした従業員が疲弊し仕事への熱意が低下しているのに対して、ワーク・エンゲイジメントの高い従業員は、心身の健康が良好で、生産性も高いことがわかっています。

なぜワーク・エンゲイジメントに注目するのか?

ワーク・エンゲイジメントを学術用語として定義したユトレヒト大学（オランダ）のシャウフェリ教授は、ワーク・エンゲイジメントの反対の概念である「バーンアウト」（燃え尽き）の研究と実践に、長年かかわっていました。では彼はなぜ、バーンアウトとは反対の状態であるワーク・エンゲイジメントに注目し、研究するようになったのでしょうか?　この点について、シャウフェリ教授は、筆者に次のような話をしてくれたことがあります。

「自分は長年、バーンアウトの低減と予防に従事することで労働者の幸せ（well-being）に貢献したいと考えていた。しかし、それだけでは労働者の幸せに貢献するには十分ではないことがわかった。確かに、バーンアウトしていないことは幸せであることの一部ではあるが、それがすべてではない。バーンアウトしていないからといって、必ずしも幸せであるとは限らないからだ。本当の幸せにつなげるためには、バーンアウトの低減とともに、仕事で生き生きとした状態を高める必要があるのではないか」

ワーク・エンゲイジメントとワーカホリズム

ワーク・エンゲイジメントに注目したメンタルヘルス対策を検討する際、関係する他の概念と区別する必要があります。その一つがワーカホリズムです　(**図表1**)。

ワーカホリズムは、活動水準が高く、仕事に多くのエネルギーと時間を注いでいる点で、ワーク・エンゲイジメントと共通しています。ところが、ワーカホリックな人が「強迫的に」働くのに対して、エンゲイジメントの高い人は「楽しんで」働きます。つまり、ワーカホリズムは仕事への態度が否定的であるところが、ワーク・エンゲイジメントと異

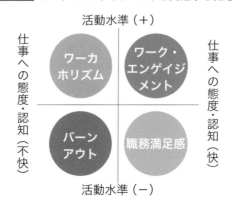

図表1 ワーク・エンゲイジメントと関連する概念

活動水準（＋）

仕事への態度・認知（不快）

ワーカホリズム

ワーク・エンゲイジメント

バーンアウト

職務満足感

仕事への態度・認知（快）

活動水準（－）

なっているのです。

　両者の違いは、仕事に対する動機づけの違いによっても説明できます。ワーク・エンゲイジメントの高い人は、仕事が楽しく、仕事にやりがいを感じ、その仕事が重要だと思い、もっと仕事をしたい（I like to work.）と考えていることから、仕事に多くの時間とエネルギーを費やしています。

　ところが、ワーカホリックな人は完璧主義で、周りからの期待以上の成果を常に出そうと思っているため、仕事のことが頭から離れません。また、職場から離れると罪悪感を覚え、不安で落ち着きません。つまり、罪悪感や不安を避けるために、仕事をせざるを得ない（I have to work.）と考え、リラックスするために仕事に多くの時間とエネルギーを費やしているのです。

　換言すると、ワーク・エンゲイジメントの高い人は「夢中型の努力」によって、ワーカホリックな人は「我慢型の努力」で特徴づけられているといえます。

ワーク・エンゲイジメントが高い人とは？

これまでの研究では、ワーク・エンゲイジメントと、①健康 ②仕事・組織に対する態度 ③パフォーマンス ── などとの関連が検討されています。①の健康に関しては、ワーク・エンゲイジメントが高い人は、心身の健康が良好で睡眠の質が高いこと、②の仕事・組織に対する態度では、職務満足感や組織への愛着が高く、離転職の意思や疾病休業の頻度が低いこと、③のパフォーマンスでは、自己啓発学習への動機づけや創造性が高く、役割行動や役割以外の行動を積極的に行ない、部下への適切なリーダーシップ行動が多いこと、などがわかっています。

このように、ワーク・エンゲイジメントが高い人は、心身ともに健康で、仕事や組織に積極的にかかわり、良好なパフォーマンスを有しているといえます。

ワーク・エンゲイジメントを高める方法

ワーク・エンゲイジメントを高めるための方法は、従業員個人ができる工夫と、組織ができる工夫とに整理することができます。

従業員個人ができる工夫は、一人ひとりが「内的資源」、つまり個人の資源（心理的資源ともいいます）を強化することです。これに対して、組織ができる工夫は、従業員の「外的資源」、つまり職場内の仕事の資源を増やすことです。それにより従業員一人ひとりの、さらには組織全体のワーク・エンゲイジメントを高めることができます。これらの活動をスムーズに展開するには、関係者が共通の目標と考えかたの枠組みを持つことが重要です。

仕事の要求度—資源モデル

　共通する枠組みの一つに、ワーク・エンゲイジメントを鍵概念とする「仕事の要求度—資源モデル」(**図表2**)[2] が挙げられます。

　仕事の要求度—資源モデルは動機づけプロセスと健康障害プロセスの二つのプロセスから構成されます。動機づけプロセスは、「仕事の資源／個人資源→ワーク・エンゲイジメント→健康・組織アウトカム」の流れを、健康障害プロセスは、「仕事の要求度（仕事のストレッサー）→ストレス反応（バーンアウト）→健康・組織アウトカム」の流れを指します。

　従来のメンタルヘルス対策では、健康障害プロセスに注目し、仕事の要求度によって生じたストレス反応（バーンアウト）を低減させ、健康障害を防ぐことに専念していました。しかし、生き生きとした職場づくりでは、二つのプロセスの出発点である「仕事の要求度」の低減と「仕事の資源」の向上に注目します。

　このうち「仕事の資源」は、ワーク・エンゲイジメントの向上だけではなくストレス反応（バーンアウト）の低減にもつながることから、仕事の資源の充実と強化が、生き生きとした職場づくりでは特に重要にな

図表2 仕事の要求度—資源モデル

Schaufeli,WB. et al. Job demands, job resources, and their relationship with burnout and engagement：A multi-sample study. J.Organ.Behav. 25, 2004, 293-315. から作成

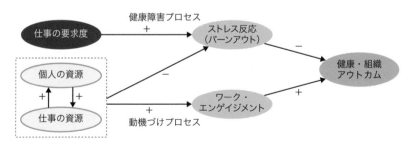

ります。

従業員個人ができる工夫

　ここから、従業員個人ができる工夫として、仕事への自信を高める方法を紹介します。

　現在のメンタルヘルス対策では、多くの事業場で一次予防としてのセルフケア教育が行なわれています。そこでは「ストレスに早く気づき上手に対処する」ために、さまざまなスキルが教育されています。ここで重視されているのは、いま体験しているストレスや、将来体験するであろうストレスにいかに対処するかという点にあり、いかに「生き生き」と働くかは重視されていません。

　そこで、最初に注目したいのが、仕事への自信、つまり自己効力感[3]を高めることです。ワーク・エンゲイジメントを高める個人の資源として、自己効力感は大きな影響力を持っています。ですから、仕事への自己効力感を高めることが、ワーク・エンゲイジメントの向上につながるのです。

　仕事への自己効力感を高めるには、ストレスに対処するためのスキルの他に、仕事を上手に進めるためのスキルにも注目することが必要です。たとえば、時間を上手にコントロールするためのタイムマネジメントスキル、上司・同僚・利用者（患者）などとの人間関係を円滑にするためのコミュニケーションスキル、直面した問題を解決するための問題解決スキル、設定した目標を達成するための目標達成スキルなどがあります。これらのスキルを高めることで、仕事に対する自信を高め、ひいてはエンゲイジメントの向上につなげることが期待できます。

組織ができる工夫

　次に組織ができる工夫について紹介します。従来のストレス対策で職場に向けて行なわれた活動には、管理監督者研修（部下への支援能力の向上を目的とした教育研修）と職場環境等の改善（職場のストレス要因の低減を目的とした改善活動）の二つがあります。しかし、組織の活性化を図る際には、それぞれの活動のなかに、仕事の資源を充実させるための視点や活動を加えることが重要です。

管理監督者研修における工夫

　管理監督者研修では、研修で取り上げられる知識とスキルが、精神的に不調となった部下への対応だけでなく、それ以外の従業員の活性化や健康職場の実現にも効果的であることを強調することが必要です。また、部下の活性化はメンタルヘルスの向上にも役立つことが知られていることから、人事部門が行なっているマネジメント研修（コーチング研修など）の企画と実施に際しては、産業保健担当チームとも連携しながら、メンタルヘルスの視点を盛り込むことが望まれます。

職場環境改善における工夫

　職場環境の改善活動においては、メンタルヘルスを阻害するストレス要因を評価し、改善に結びつける活動が行なわれています。2015年12月からは、労働安全衛生法の改正により、精神的不調の第一次予防を主な目的としたストレスチェック制度が法制化され、ストレスチェックの結果を集団分析し、職場環境の改善につなげることが努力義務とされました。

　今後は、従来の職場環境改善の考えかたを発展させ、従業員のワーク・エンゲイジメントを促す組織の資源もストレスチェックの検討項目に加え、組織の資源の増強を図る活動も同時に行なうなど、ストレスチェック制度を戦略的に活用しながら組織の活性化を図ることが望まれ

図表3 参加型グループワークの実施マニュアル

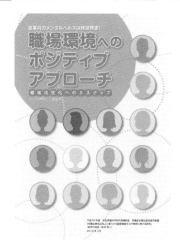

ます。

　厚生労働省の研究班（労働生産性の向上に寄与する健康増進手法の開発に関する研究　研究代表者：島津明人）[4] では、ストレスチェックを活用した職場活性化の参加型グループワークの実施マニュアル（**図表3**）と各種ツール（**図表4**）を作成し、筆者のウェブサイトで公開しています（https://hp3.jp/project/php）。

個人の健康度・生産性が組織を活性化させる

　本章では、ワーク・エンゲイジメントの概念を紹介したうえで、ワーク・エンゲイジメントに注目した個人と組織の活性化について言及しました。

　これからの職場のメンタルヘルスでは、産業保健と経営とが協調しながら労働者の活力を高め、一人ひとりの健康度・生産性と組織全体の生

図表4 職場活性化のためのツール例：職場の資源（強み）の集計結果（出力見本）

職場の強みチェックリスト

このチェックリストには，職場の資源（生産性と健康度の向上につながる強み）がリストアップされています。
あなたの職場において，それぞれの資源がどの程度充実しているか，(1)充実していない，(2)やや充実している，(3)充実している，(4)とても充実している，の中から，最も近いものを1つ選び，〇印を付けて下さい。

			充実していない	やや充実している	充実している	とても充実している
作業レベル						
1	仕事のコントロール	自分で仕事の順番・やり方を決めることができる	1	2	3	4
2	仕事の適性	仕事の内容は自分にあっている	1	2	3	4
3	技能の活用	自分の技能や知識を仕事で使うことができる	1	2	3	4
4	仕事の意義	働きがいのある仕事だ	1	2	3	4
5	役割明確さ	自分の職務や責任が何であるか分かっている	1	2	3	4
6	成長の機会	仕事で自分の長所をのばす機会がある	1	2	3	4
部署レベル						
7	上司のサポート	上司と気軽に話ができる	1	2	3	4
8	同僚のサポート	同僚と気軽に話ができる	1	2	3	4
9	経済・地位報酬	自分の仕事に見合う給料やボーナスをもらっている	1	2	3	4
10	尊重報酬	上司からふさわしい評価を受けている	1	2	3	4
11	安定報酬	職を失う恐れがない	1	2	3	4
12	上司のリーダーシップ	上司は，部下が能力をのばす機会を持てるように，取り計らってくれる	1	2	3	4
13	上司の公正な態度	上司は誠実な態度で対応してくれる	1	2	3	4
14	ほめてもらえる職場	努力して仕事をすれば、ほめてもらえる	1	2	3	4
事業場レベル						
15	失敗を認める職場	失敗しても挽回（ばんかい）するチャンスがある職場だ	1	2	3	4
16	経営層との信頼関係	経営層からの情報は信頼できる	1	2	3	4
17	変化への対応	職場や仕事で変化があるときには、従業員の意見が聞かれている	1	2	3	4
18	個人の尊重	一人ひとりの価値観を大事にしてくれる職場だ	1	2	3	4
19	公正な人事評価	人事評価の結果について十分な説明がなされている	1	2	3	4
20	多様な労働者への対応	（正規、非正規、アルバイトなど）いろいろな立場の人が職場の一員として尊重されている	1	2	3	4
21	キャリア形成	意欲を引き出したり、キャリアに役立つ教育が行われている	1	2	3	4
22	ワーク・セルフ・バランス	仕事でエネルギーをもらうことで、自分の生活がさらに充実している	1	2	3	4

上記以外に、生産性や健康度の向上に役立っていると思われる職場の強み（資源）がありましたら，記入して下さい。

あなたについて，該当するものを各項目1つずつチェック（✔）して下さい。
【所属部署】（　　　　　　　　）
【職種】　□研究・開発　□SE　□製造　□営業・販売　□企画　□その他（　　　　）
【職位】　□管理職　□一般　□その他（　　　　）
【性別】　□男性　□女性
【年齢】　（　　）歳

記入もれやミスを今一度ご確認のうえ、ご提出下さい。ご協力ありがとうございました。

産性の向上につなげる多面的な視点が重要となります。そのためにも、個人や組織にとって「健康とは何か」を、改めて問い直す必要があるでしょう。

文献

1)　島津明人．新版ワーク・エンゲイジメント：ポジティブ・メンタルヘルスで活力ある毎日を．東京，労働調査会，2022．
2)　Schaufeli,WB. et al. Job demands, job resources, and their relationship with burnout and engagement：A multi-sample study. J.Organ.Behav. 25, 2004, 293-315.
3)　Bandura,A. Self-efficacy：The exercise of control. New York, Freeman. 1997.
4)　労働生産性の向上に寄与する健康増進手法の開発に関する研究．研究代表者：島津明人．https://hp3.jp/project/php

8章

心理的安全性

田淵仁志 たぶちひとし

広島大学大学院医系科学研究科 医療のためのテクノ
ロジーとデザインシンキング寄附講座教授
社会医療法人三栄会 ツカザキ病院 眼科 主任部長

大阪市立大学医学部卒。同大学院で大脳視覚生理学、
特に視覚情報処理を研究。眼科臨床データベースを
自主開発し、数多くの英語論文、人工知能の眼科応
用アプリケーションを生み出した。名古屋商科大学経
営学修士号取得。

1 心理的安全性の基本

「心理的安全性」とは

　Psychological Safety（心理的安全性）は、Google社の取り組みを「New York Times」が2016年2月にレポートしたことにより世界中で脚光を浴びた、現代経営心理学の根幹を成すメンタルモデルです[1]。筆者はチームをリードする立場であり、心理的安全性を持ってスタッフとコミュニケーションがとれていると自負しています。ただ、そうすることは本当に難しい。筆者自身も日々の業務を通じて努力を続けているからこそ成果が出ています。

　リーダーに求められる心理的安全性とは、具体的には「怒らないこと」です（真意は「ミスを責めない」ことです）。責任を負う（負わされる）立場の人間がスタッフを「怒らない」ということは、直感に反する行動だと思います。上の立場の人間が下の立場の人間を怒らないでどうやって組織を運営するのでしょうか。そのような行動が高い成果を生むという、心理的安全性の提唱者であるエイミー・C・エドモンドソン博士は、最も影響力のある経営思想家に選ばれるほど評価を受けています。エドモンドソン博士は女性であり、昨今の経営学領域において、グリット（やり抜く力）のアンジェラ・ダックワース博士、発達指向型組織（弱さを見せ合える組織が強い）のリサ・ラスコウ・レイヒー博士など、多くの女性経営学者が活躍するなかでも筆頭格といえます。

　さて、皆さんは「戦略」という言葉を耳にしたことがあるでしょう。男性の経営学者しか登場しなかった時代において、「戦略」は経営学の

花形でした。「選択と集中」という言葉も聞いたことがある方は多いと思います。成果が上がっていない事柄（製品や人材や部門など）はいさぎよく切り捨て、組織の資源（お金や人材）を成果が上がっている事柄にだけ集中させるというのが「選択と集中」という有名な「戦略」です。戦略の"戦"は「戦い」を意味しているため、いかにも男性的です。「切り捨てる」というような発想自体も、何やら封建的といえます。それに比べて「心理的安全性」とは何とも優しい表現ではないでしょうか。筆者自身も非常に個人を尊重したアイデアだと感じますし、従来の殻を破ることになった、現代における象徴的な経営学的英知だと思います。

どんなチームでも共通して成果に直結する要素

　それでは次に、心理的安全性がなぜ経営学的に最重要視されているかという点について、それを大いに知らしめることになったGoogle社の実験調査について説明します。Google社の調査の目的はズバリ、「成果を上げるチームに必要なものは？」というものでした。Google社は今や社員の採用率が数％に満たないという超難関の企業です。しかも中途採用がメインであるため、世界的な研究者が数多く入職しています。本研究でもGoogle社員である社会学者、心理学者、統計学者がタッグを組んで超一流の体制で調査研究が行われました。対象はGoogle社内の180のチームです。3年間にわたり、インタビュー、スタッフの性格分析、メールやチャットの記録など大量のデータを緻密に分析しました。

　この研究で当初仮説とされたのが、▷成果が上がるチームにはカリスマリーダーがいる　▷優秀なスタッフだけで集めたドリームチームである　▷チーム内の規律がしっかりと整備され守られている ── の三点でした。これらはすべて、日常的にないものねだり的にリーダーが望んで

いることではないでしょうか。「あまりパフォーマンスが良くないこの
スタッフさえいなければ」「あの優秀なスタッフさえいてくれれば」「う
ちのリーダーにもっと強いリーダーシップがあれば」「もっとルールを
作ってちゃんとやればうまくいくに違いない」などです。

　Google社のこの網羅的研究の結果はどうだったかというと、それら
の仮説はすべて否定されました。カリスマリーダーがいてもいなくても、
ドリームチームであろうとなかろうと、チームルールが整備されて守ら
れていようとルーズなルールで運営されていようと、チームが上げる成
果には全く関係がなかったのです。

　ただ一つ、成果を上げるチームに共通していた要素は「心理的安全性
が担保されている」ことでした。Google社は性別、年齢、国籍につい
て多様性に富む世界的大企業です。したがって、この調査の対象チーム
の構成も、企画、技術、営業、デザイン、人事、財務など多岐にわたる
職種の人々でした。それらの異なる背景にもかかわらず、共通して成果
に直結していたのが「心理的安全性が担保された職場環境」であり、す
なわちこの発見はわれわれにも間違いなく当てはまります。

心理的安全環境を構築するには
リーダーに何が必要か

　それでは「心理的安全性が担保された環境」とは、具体的にどのよう
な環境でしょうか。心理的安全環境とは「誰もが責められることなく、
誰に対しても自由闊達に発言できる環境」のことです。配属されてわず
か1日の新人スタッフであれ、あと1週間で離職するベテランスタッフ
であれ、チーム内での発言の重み付けがなされず、対等な関係で対話が
活発に行なわれる環境です。

　リーダーに求められる姿勢が「怒らないこと」であることは先に述べました。これは心理的安全環境を形成するために必要となる姿勢だからです。特に「こんなミスを起こすなんて、あなたの勉強不足や注意力散漫のせいだ」と責めるタイプの叱責は、心理的安全性を最大限に損ない、禁忌といってよいでしょう。

　しかし、「怒らない」、そんなことができるのでしょうか。多種多様な職種や業務が入り乱れて、臨機応変な対応が常に求められ、必然的にミスが頻発する医療現場で「ミスを責めない、そもそも怒らない」というルールをリーダーは守り切れるのでしょうか。実際はものすごく難しい。このような直感に反するマネジメントを心理的抵抗感を抑えて実施できるようにするには、筆者の経験上、人材マネジメント学の正確な理解と現場での実践的なトレーニングの蓄積が必要です。

土台となる経営学の理論

　これについては英語学習と同じだと理解してもらうとわかりやすいでしょう。英語が自然と身に付かない年齢になった大人の英語学習は、まず英文法の知識が必須です。三単現の「s」や現在分詞のことを知らずして、英会話用の簡単な文章を作ることはできません。この英語学習における英文法の知識を吸収することは、心理的安全環境を構築するための経営学における、特にヒューマン・リソースと呼ばれる人的資源管理の知識の習得に該当します。なかでも、モチベーションの二大原則（マズローの欲求五段階説、ハーズバーグの動機づけ・衛生理論）と、ライフサイクル理論は絶対に外せない知識です（後述）。

　これらの原則を無視して、単なる役職や年齢、あるいは入職時期の上下関係だけでコミュニケーションを図るリーダーシップは蜃気楼のようなもので、実効性は全くありません。実行部隊であるスタッフのモチ

ベーションを一切刺激しないからです。

　朝9時に出社し、夕方5時に退社する、無遅刻・無欠勤で指示された
ことをきちんとこなしておけばOKという仕事もあるかもしれませんが、
それだけでは優秀な人材は絶対に参加してくれません。形だけ残ってい
るような組織は実際にはよくありますが、少なくとも筆者のチームス
タッフ（当院だけではなく外部の人材も含む）の大半はそのような組織
には所属していません。彼らの本音は「相対的に高い成果を上げるチー
ムに参加したい」ということだからです。

　他を凌駕する筆者のチームの成果は、そもそも入職するスタッフのモ
チベーションが高いところを起点としている好循環の賜物です。日々の
小さな成果が長期間積み重なり、他の組織を大きく引き離してきたので
す。

リーダー自身の現場でのトレーニング

　さて、経営学の理論を学んだ後は、日々の実践によるリーダー自身の
精神的な鍛錬が心理的安全環境を形成するために必要です。

　これは英語学習における発音のトレーニングと同じです。リーダーが
「怒ってはいけない」という、直感に反することを自然にできるように
なるためには、何年もかかるからです。RとLの発音を単語単位で真似
することは2〜3日でできるようになりますが、英会話でRとLの正し
い発音を無意識に再現できるようになるには何年もかかるのと同じです。
リーダーは、直感に反する「怒らないでマネジメントする」という心理
的トレーニングを積み重ねないと、直感的態度をスタッフに示してしま
い、その結果、心理的安全性を損ねてしまうことにつながります。

　リーダーポジションに就いている人には共感していただけると思いま
すが、リーダーのもとには、さまざまな種類の突発的な相談が、高頻度

に舞い込みます。たいていの場合すぐには返答できないため、スタッフはリーダーの発言内容ではなく、その表情や態度で、問題への対処がネガティブかポジティブかの大まかな当たりをつけます。

　これが、心理的安全環境構築の実践トレーニングを長期間にわたり継続してきた筆者自身の場合だとどうでしょうか。

　たとえば、あるスタッフが意を決して退職の相談をしてきたとしましょう。皆さんならどんな表情になるでしょうか。退職希望だからといってすぐに勤務から外れるわけではなく、残りの数カ月はまだ同僚です。ネガティブな表情を感じさせてはいけない相手です。そもそも優れたリーダーなら退職願いが出る可能性について、ある程度事前に心構えができていないといけないのですが、それがわからなかったとしても、瞬時にポジティブな反応ができるようにならなければ成果を出せるチームは作れません。退職者であっても最終日まで前向きに働いてもらわなければならないのです。退職の相談をしてきた相手に「困る」旨の発言をしたり、チームの本当の事情を言ったり態度で示すなどして、その結果スタッフに退職日を遅らせてもらったところで、チームにプラスになることは残念ながらありません。つまりネガティブな状況の人をチーム内に作り出すことをリーダーはしてはいけないのです。瞬時に「そうなんだ、急な話だね。これまでありがとう。推薦状が必要なら言ってね」というのが筆者のお決まりの返答です。繰り返しますが、一瞬でも表情を曇らせてはいけません。退職していくスタッフですら、組織のプラスになるようにモチベーションを保たねばならないのです。

　にわかには信じ難いかもしれませんが、そんなことができるようになった結果、筆者には副作用も出ています。英語を流暢に話せる日本人が日本語を発音するときにちょっと不自然な発音になるのと同じです。実は筆者は、スタッフの欠点について全く不感症になっています。叱ら

ないという心理的安全性の環境維持トレーニングの過程で、スタッフの長所だけと向き合うことが自然になっていくのですが、それに伴って筆者はスタッフの欠点について考えることをやめてしまいました。

これは筆者的に例えると「筋トレをして足が遅くなった」ともいえますが、筋トレコンテストに足の速さは関係ないのと同じで、筆者が行なう心理的安全環境を構築するための人的資源管理において、スタッフの欠点は関係ない要素なので、それでよいのです。

もし筆者自身にスタッフに対する怒りの感情が生じたとしても（怒りというよりも「なぜそんなことをするのか」という理解不能の感情です）、瞬時にスタッフの長所を頭の中で引き出すことができるため、「では、この方法には興味がありますか」と個人的長所に即した新しいアイデアを提示することに切り替えて、直感的叱責による心理的安全性の棄損を避けることが（たいていの場合において）できるようになっています。

人間は必ず間違える

では、心理的安全性の環境がなぜ成果を生むのでしょうか。それにはまず、現代経営学の基本をなす行動経済学を知ることから始まります。

古典的な経済学では「人間は合理的な判断をする」ことを前提に理論が構築されてきました。ところが実際には人間は非合理的な判断を常に下すことを証明したのが、行動経済学です。ノーベル賞受賞者の多くが行動経済学で占められているほど、世界を支配している考えかたです。つまり「人間は間違う」ということです。これは、バイアスと呼ばれる人間の持つ本能であり、注意深さをいくら促してもミスを犯すのが人間です。

図表1 ミュラー・リヤーの錯視

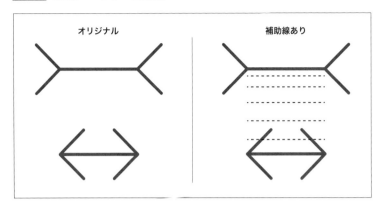

　図表1は有名なミュラー・リヤーの錯視ですが、補助線がなければ二つの矢印を同じ長さだとはどうしても認識できません。わざわざ補助線が書いてある図が隣にあり、長さが同じだということがわかっていても、頭の中の認知の仕組み上、どうしてもそう思えないというのがバイアスです。人間が自分の認知バイアスをゼロにすることは、人間が鳥のように飛ぶことと同じぐらい不可能なことなのです。これは意志の力でコントロールできない潜在意識が行なう認知だとされていて、克服しようとせずに「人間はバイアスのせいで判断を間違える」前提でマネジメントしなければならないというのが現在の経営学の常識です。その常識に、心理的安全性はこれまでのどんな経営学理論よりもフィットしているため、それが形成されているチームは成果が上がるのです。

文献

1) The New York Times Magazine. What Google Learned From Its Quest to Build the Perfect Team.
https://www.nytimes.com/2016/02/28/magazine/what-google-learned-from-its-quest-to-build-the-perfect-team.html（2024年1月閲覧）

2 医療チームをより良くする 心理的安全性の高めかた

　新しいアイデアというのは、過去のアイデアそのものを否定するものではありません。多くの場合は、過去のアイデアが成り立つための前提条件を否定することで生まれるものです。

　自動車の発明は、それまで主流であった馬車を改善しようとしたわけではなく、そもそも「馬を使う」という前提条件を否定している点が革命的であったわけです。経営学においては、心理的安全性も自動車の発明と同じくらい革命的なアイデアです。なぜなら「人間は合理的だ」という古い前提が崩れ去り、「人間は間違える」ことを前提とする新しい時代にふさわしい英知だからです。

　人間が間違えるのは日常業務だけではありません。絶対に間違うことがわかっていて未来予測をするという習性があるため、チームや組織全体の行く末についても見事に間違えるのです。

　これについては、クレイトン・クリステンセン博士が「過去のアイデアの延長線上に新しいアイデアは生まれない」と「イノベーションのジレンマ」[1]で発表したことに端を発します。その発表以降、世界中の組織運営の方針が180度変わり、過去の情報に基づいて戦略を立てたところでそのとおりにならないため、それまで経営学の花形であった戦略論は主役の座を降りることになりました。その結果として、主役不在になった経営学の領域において、すなわち「間違える特性を持つ人間が予測不能の未来でチームを運営するため」の理論的方法論として、心理的安全環境の構築が入れ替わるように登場してきたのです。

　つまり、自動車が馬車に入れ替わったように、心理的安全性を扱える組織は、そうでない組織を確実に凌駕していくことが理論的に想定されます。

成果を上げるために、心理的安全環境がなぜ必須なのか

「間違えない」を前提にした組織構造の不具合

　「人間は合理的である」という前提に立った組織構造が、上司・部下という関係のヒエラルキー構造（上下関係やピラミッド構造とも呼ばれる）です。年功序列もこれと同様の考えかたです。すなわちこれらは、上司や年長者は部下や年少者に比べて「合理的で間違えない」ということを前提にした枠組みです。

　ところが上司であれ年長者であれ、人間である以上バイアスに支配されるため、間違えます。そのため、上司が部下を怒った瞬間から、上司が間違えた場合にどうするのかという問題が発生します。自分も含めて全員が間違えることについて「指摘したり」「叱責したり」することは、自分が間違えた場合にとても大きなブーメランが飛んでくる状況をリーダー自らが作り出していることになるのです。

「間違える」を前提にミスを糧に成長する

　何度も繰り返しますが、どのような立場であれどのような職場であれ、リーダー自身も必ず間違えます。

　心理的安全環境では「上司も年長者も間違える」ということが前提とされます。互いのミスを責めることなく、何でも言い合える環境とは、そのような前提のもとにつくられます。まずチームとしてミスを認める

ことができないと、成長や成果に必須のフィードバックや改善行動が起動しません。ミスを糧に成長していく過程こそ、心理的安全環境を持つチームがそうではないチームより大きな成果を上げる要因となります。

　当然ながらミスの犯人捜しに全く意味はありません。なぜならミスを抑制する手法として、「間違える人間」に対して「今度は注意してね」と個人の努力を求めたところで「間違える」のだから意味がないのです。生じるミスに対しては、システムとしてコントロールする方法論しか選択肢がありません。

予測できない未来に向かって
修正サイクルを回せるマインドセット

　心理的安全環境は、チームの新しいプロジェクト、すなわち発展期の状況において基本的なマインドセット（経験・教育・先入観から形成される思考パターン）の構築に、どのような影響を与えるでしょうか。

　前述のとおり、未来は予測できないため、周到に準備に時間をかけてプロジェクトを世に出したところで、それが正しいものかどうかはふたを開けてみないとわかりません。つまり、現代のマネジメントにおいて「修正していく」こと自体が運営方針にあらかじめ組み込まれていることが前提なのです。いったん決めたことだからとか、上司が決めたことだから、というような戦略的な方法論では成果が上がらないということが経営学の常識です。どんなに皆でアイデアを出し合って世に出したプロジェクトでも、「間違っているから修正する」ことも含めてあらかじめ共通意識を持ち、プロジェクトを進めていかなければなりません。

　そのような新常識に対して、心理的安全環境は最も適しています。誰かが一生懸命に出したアイデアであっても、うまく機能しなければ「う

まくいってないね、直そうか」と単刀直入に意見交換を行なって修正する必要があります。この修正のサイクルをいかに高回転させるかが、現代経営学においては組織の力の差になるのですが、その高回転の原動力が心理的安全環境です。自分のアイデアであれ他人のアイデアであれ、「間違っていることが前提」の意見交換・対話を行なえる場が、心理的安全環境です。

　ちなみに、議論やディスカッションという言葉がよく使われると思いますが、これは意見に優劣をつけるニュアンスが含まれています。アイデアはいつどんなときも間違っている可能性を含んでおり、会議の場だけの優劣に意味はありません。その場で正しくても、違う場所や違う時期になるとその評価が正反対になる可能性があるため、あくまでも意見交換や対話（ダイアログ）を経て、そこで生まれた方針については、いつか修正するための単なるたたき台と考えるとよいでしょう。

　心理的安全環境というのは、このような流動的なアイデア交換の場をチームに提供します。そのようなチームからは常に新しいアイデアが生まれつづけます。もちろんそれがすべてものになるわけではありませんが、多ければ多いほど実現していくアイデアの数は当然増えます。そのため、心理的安全環境が形成されているチームにおいてはそうではないチームに比べ、当たり前のようにより高い成果が上がるのです。

医療組織での心理的安全性

　さて、これまでは一般的な観点から述べてきましたが、ここでは医療組織に特化して心理的安全環境の重要性について解説したいと思います。

　Google社は心理的安全性を有名にしましたが、すでに学術的に報告されていた心理的安全性が成果を上げるチームに共通していたことを

発見しただけです。もともとの理論を構築したのは、先に述べたエイミー・C・エドモンドソン博士です。

　実は、彼女が調査してきた対象の中心は病院業務でした。なぜなら彼女の定義によると、病院業務は複雑で臨機応変な対応が求められる業務の代表格であり、あらゆる場面で問題解決が求められるからです。問題が次から次へと発生して、それら一つ一つに何らかの解決策を提示して業務を処理していく過程を抱えるのが病院業務であり、これらをチームで対応している点でも心理的安全環境の効果を測る業態として最適だと感じたのでしょう。

　エドモンドソン博士は、救急治療室や放射線業務など、数多くの医療課題のプロセスを複数の病院で比較検討しています。そのなかで彼女が発見したのは、良い病院や成果が上がっている病院では「ミスが多い」ことでした。逆に成果が上がっていない病院では「ミスが少なかった」そうです。

　これには二つの重大な意味が存在しています。

　ミスが多いということは、それらがたくさん報告される環境にあり、スタッフに共有されているということです。つまり心理的安全環境がその施設で形成されていることに他なりません。

　一方でミスが少ない病院というのは、実際のところミスが少ないという可能性は低く、ミスが報告されていないだけと考えるべきです。すなわちその病院ではミスを報告すると犯人捜しが始まり、そうなると「私は担当ではない」とか「私は言ってない」などよくある不毛な水掛け論の応酬が始まることは、医療従事者の皆さんなら一度や二度は経験があると思います。そのような「心理的に危険」な状況下でミスを犯してしまった当事者が、そのミスを正直に報告することは難しいでしょう。心理的安全環境が形成できていない医療組織のリーダーは、そのような大

変な実害を生む可能性が常時高まっているというリスクについて理解しておかなければなりません。

　では、ミスを責めることがない環境でミスがたくさん報告された場合どうなるでしょうか。関係者によってミスが起きた理由を分析し、何らかのシステムや運用変更によってミスを抑制するような対策が話し合われ、実行に移されます。この過程も心理的安全環境のなかで進むことで、新人もベテランも、医師も看護師も技術職も事務職も分け隔てなく良い意見が採用され試行されていきます。これまで何度も述べてきましたが、正解は誰にもわからないため、うまくいかなくてもいいのです。心理的安全環境であれば、自分が提案したことについての結果がどうであれ責められることはありません。ミスが起きにくい環境や運用、システムを形成することが目的であって、そのためのトライアンドエラー（試行錯誤）は目的を達成するために何度でも繰り返せばよいのです。これが好循環の最たるものです。良い病院はミスを犯すたびに改善され、どんどん成長し発展していきます。

　「ミスは起こすものではなくて避けるもの」であることは医療従事者の本音ではありますが、ミスが起こらないことは残念ながら現実的にはありえません。だからこそ、起こったミスを逆に有効活用できるこのような好循環は、組織を強く大きくしていきます。一方でミスを何となく隠してしまう組織だとどうでしょうか。もちろん何も変化は起きません。この違いの影響は時とともに取り返しのつかないほどの差を生み出してしまいます。

リーダーが押さえておきたい心理的安全性構築のための理論

最後に、心理的安全環境の形成を使命づけられるリーダーにとって必須のモチベーション理論とライフサイクル理論について解説します。

モチベーション理論

マズローの欲求五段階説

マズローの欲求五段階説（**図表1左**）は、生命の危険や生活の担保をベースとして、職場からの承認がなければ自己実現などの高い欲求は生まれないというものです。アメやムチと揶揄される古典的な考えで実際にチームスタッフをコントロールしようとしているリーダーもいると思いますが、そうではなく、まずスタッフのモチベーションがどの段階に達しているかを個別に考えることが大切です。

図表1 マズローの欲求5段階説とハーズバーグの動機づけ・衛生理論

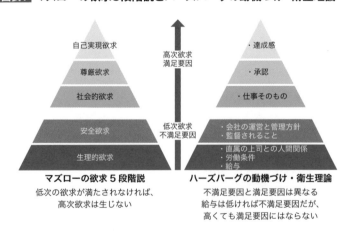

マズローの欲求5段階説
低次の欲求が満たされなければ、
高次欲求は生じない

ハーズバーグの動機づけ・衛生理論
不満足要因と満足要因は異なる
給与は低ければ不満足要因だが、
高くても満足要因にはならない

ハーズバーグの動機づけ・衛生理論

　マズローの理論をもう少し具体的に推し進めたのが、ハーズバーグの動機づけ・衛生理論（図表1右）です。この理論の重要な点は、不満足の要因と満足の要因が異なるという点です。この理論を考えるときにも、前述したマズローの欲求五段階説を意識してください。すなわち、まず不満足を取り除く、そのうえで満足を感じる要因を個人ごとに与えていくことが、人的資源管理の基本的な型となのです。

ライフサイクル理論

　もう一つ重要な理論がライフサイクル理論（図表2）です。新人はできなくて当たり前です。この理論のグラフからリーダーが思い出さないといけない点が二つあります。まず一つは、自分も新人の時期があり、特別何かができたわけではないことを思い出してください。さらにもう一つは、近い将来、自分自身も下り坂を迎えることです。下り坂になったからといってすぐに引退できるのは一部のプロスポーツ選手のような限られた人たちだけで、超長寿社会に突入しているわが国において、大

図表2 ライフサイクル理論

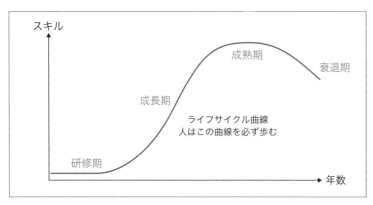

半の人は職業人生の最後を下り坂で迎えるのです。

理論を理解してこそ有効なマネジメントができる

　これらの原則を知らずして心理的安全環境の形成は不可能です。なぜなら、理論を知らない人は、浅い素人考えで問題に対処しようとするからです。そして、「ミスをする部下のことを怒って当然だ」という単純な発想しか思い浮かばないからです。目の前のミスには多くの要因があります。そのほとんどがミスの当事者個人に帰属する理由ではなく、ライフサイクル上で、単に新人だから、下り坂だから、当たり前なのです。そもそも怒るに値しないものに対して、目の前の個人を叱る理由など1ミリもありません。

　たとえば、筆者のチームでは白内障手術を新人医師に執刀させますが、術野監視ネットワークが構築されており、どんなときにも複数の指導医がカバーできる体制を整えています。執刀医やその手術についた指導医のミスを個人的に追求すれば、新人は手術のトレーニングができませんし、指導医は損な役回りとなって誰も引き受けなくなります。個人を責めるのではなく、システムや運用で心理的安全環境を形成しなければなりません。

　さらに、モチベーションの二つの要因の核を成す職場における承認欲求について、心理的安全環境こそが、それを満たす最高の環境であることを理解したほうがよいでしょう。

　スタッフを認めるのに最も効果的なことは、その人のアイデアを採用することです。スタッフを褒めるのは最初のきっかけづくりにすぎません。それによって小さな自信を得たら、心理的安全環境下にて継続的に職場の対話や意見交換ができるようになり、その結果として、チームとして採用できるアイデアが生み出される瞬間を待てばいい。その環境作

りがリーダーの仕事なのです。

＊

　心理的安全環境は経営学の最高の英知です。それが実現できている組織はどんなことでも可能になります。さまざまな職場のあらゆる問題を心理的安全環境は必ず解決していきます。悩みのないリーダーはいません。ただ、どんなときも心理的安全環境の視点から考え直してほしい。ほとんどの問題はその環境が形成されていないことが原因であり、その解決は心理的安全環境の形成から始まるのです。

文献

1)　クレイトン・クリステンセン著．玉田俊平太監．伊豆原弓訳．イノベーションのジレンマ 増補改訂版：技術革新が巨大企業を滅ぼすとき．東京，翔泳社，2001.

9章

ポジティブ心理学

1 ポジティブ心理学で 自分と職場を元気にする

秋山美紀　あきやまみき

埼玉県立大学保健医療福祉学部看護学科　教授

東京大学医学部健康科学・看護学科卒業後、東京女子医科大学病院を経て、東京大学大学院医学系研究科健康科学看護学専攻博士課程を満期退学。現職に至る。博士（保健学）。ポジティブ心理学の看護への応用と普及に努め、ケアをする人のセルフ・コンパッションを研究している。

自分の強みを見つける

　「私は看護師に向いていない」と悩んだことはありませんか？　そもそも「看護師に向いている」とは、どういうことなんでしょうか。筆者は患者さんを尊重する気持ちがあれば、「看護をしたい！」という思いがあれば、誠実でいることができれば、そして人への思いやりと倫理的配慮を持っていれば、看護師に「向かない」人はいないのではないかと思います。人にはそれぞれ持ち味があります。自分の持ち味を生かして看護をすればよいのです。

　その持ち味のことを「ストレングス」（強み）と呼びます。看護師も自分のストレングスを活かして患者さんのケアをしていけばよいのです。

　なぜ冒頭からそんな話をしたかというと、筆者が日ごろ「素敵だな」と思っている臨地実習指導者にインタビューしたときの話から始まります。「自分の強みをどう思いますか？」と尋ねると、「強み？　私に強みってあるのかしら」と、ほとんどの方がなかなか答えられなかったの

図表1 24のストレングス

Peterson,C. et al. Character Strength and Virtues：A Handbook and Classification. 2004.
より

正義	節度	知恵と知識	超越性	人間性と愛	勇気
平等・公平	思慮深さ・慎重	向学心	審美心	親切	勇敢
リーダーシップ	謙虚	好奇心・興味	感謝	愛する力・愛される力	勤勉性
チームワーク	自己コントロール	判断	希望・楽観性		誠実性
		独創性	精神性		
		社会的知能	寛大		
		見通し	ユーモア・遊戯心		
			熱意		

です。筆者から見てとても素晴らしい指導者なのに、です。しかし彼ら
は、筆者が思うほど、自分のことを「素晴らしい」とは気づいていな
かったようです。逆に自分の至らない点ならたくさん言えるようです。

　これは非常にもったいないことです。「素敵な指導者たちに自分の素
晴らしさを知ってほしい！」。これは指導者だけではなく、看護職全体
に当てはまることです。

　このインタビューではVIA（Values In Action）[1] という24のストレ
ングス（強み）の表（**図表1**）を提示して「当てはまるものは何ですか」
と質問しました。この表の中で、皆さんも自分に当てはまると思うもの
はありませんか？　自分の強みや素敵なところはなかなかわかりにくい
かもしれませんが、この表を使用すれば見つけやすくなります。自分の
素敵なところを見つけ、ストレングス（強み）に気づいてもらえればう
れしいです。

「よいところをもっとよくする」視点

　看護職は疾病モデルに慣れ親しんでいるため、どうしても健康の阻害や、援助の必要性に目が行きがちです。しかし今あるよいところをもっと伸ばして、さらに豊かになるにはどうしたらよいか、という視点も大切です。弱いところを補うだけではなく、今あるものをもっとよくする。そのような視点がポジティブ心理学です。

　アメリカ心理学会の会長マーティン・セリグマンは1998年にポジティブ心理学を提唱しました。ポジティブ心理学とは、人の最適機能に関する科学的研究であり、「何が人・組織・地域を繁栄に導くか」を科学的に探究する心理学のムーブメントのことです。このポジティブ心理学を看護に活用するため、筆者は研究・活動しています。

　看護職が自分らしく働くためのポジティブ心理学の概念のなかから、▷ワーク・エンゲイジメント　▷レジリエンス　▷セルフ・コンパッション ── の三つを紹介します。

ワーク・エンゲイジメント

　ワーク・エンゲイジメント[2]は、シャウフェリらが提唱したもので、バーンアウトの対概念といわれています。▷仕事に誇りや、やりがいを感じている（熱意）▷仕事に熱心に取り組んでいる（没頭）▷仕事から活力を得て生き生きとしている（活力） ── の三つが揃った状態[3]を指します。ワーカホリズムと混同されやすいのですが、ワーカホリズムな人は「強迫的」に働くのに対して、ワーク・エンゲイジメントの高い人は「楽しんで」働きます[3]。

　もともと皆さんは何らかの動機があって看護という仕事を選んだのだ

と思います。しかしあまりに多忙な現場のため、今の状況をとにかく何とかしようとすることに気を配っているうちに、当初の気持ちを忘れてしまうことがあります。一日1分でもよいので、自分が看護という仕事を志したころの気持ちを思い出してみるとよいでしょう。そして、今自分が行なっていること一つ一つの意味を考えてみるとよいと思います。

レジリエンス

　看護の分野でも近年、レジリエンスの重要性が語られてきています。看護を取り巻く問題として、生命を直接取り扱うことへのストレス、労働環境の厳しさ、人手不足、交代勤務、同僚や患者・その家族との人間関係のつらさなどが挙げられています。看護職が職務を継続していくにはこの逆境を乗り越えていく力が必要です[4]。アメリカ心理学会の定義[5]では、レジリエンスとは「逆境やトラウマなど、大きなストレスの原因に直面したときに適応するプロセス」とされています。

　看護職は養成機関の入学時、臨地実習、国家試験、そして日ごろの勤務と、何度も逆境を乗り越えてきています。そのためもともとレジリエンスの高い集団といえます。「自分らしく働く」ためには、すでに自分が持っているその力を認識することが大切です。今まで自分がどのように逆境を乗り越えてきたかを振り返ることによって、自分のレジリエンス力を再認識することができますし、逆境の際に助けてくれた人について思い出すのは、自分の持っている資源を再発見することになるでしょう。

　レジリエンスは筋肉のように鍛えることができるといわれています。筆者らの研究グループでは、ポジティブ心理学の先行研究をもとに、レジリエンスを鍛えるプログラムを開発しました。その結果、「レジリエンス」と後述する「セルフ・コンパッション」が有意に上昇しました[6]。

セルフ・コンパッション

　看護は頭脳労働であり、肉体労働であり、感情労働といわれています。患者さんの苦しみに寄り添い、思いやりを提供する仕事です。しかし、思いやりも「補充することなしに」提供しつづけると、やがて共感疲労を起こしてしまいます。共感疲労は、バーンアウト、そして離職へとつながる危険性があります。そうならないように私たち看護職には思いやりを補充することが必要なのです。思いやりの補充は、セルフ・コンパッションを培うことで行なうことができます。

　セルフ・コンパッションは「自分への思いやり」のことです。クリスティン・ネフはセルフ・コンパッションを「心のバッテリーを充電する方法の一つ」として、これが満たされていると、他者を援助しても疲れ果てることなく、思いやりや共感を必要とする人に、より多くのものを与えることができると述べています。セルフ・コンパッションは「自分に対する優しさ」「共通の人間性」「マインドフルネス」の三つの要素から構成されています[7]。

　まず「自分に対する優しさ」についてお話しします。自分に優しくすることは、自分を甘やかすのではないかとの批判も聞かれます。セルフ・コンパッションは自分を甘やかすのではなく、自分が成長するためにはどうしたらよいかを大切にします。自分に厳しく批判しつづけることは自分を成長させるでしょうか。自分を批判しつづけると、人は成長するどころか、萎縮して、さらに自信を失っていきます。「よりよくするために次はどうしたらよいか」を考えられなくなります。セルフ・コンパッションを持つことは自分の成長を願うことなので、間違っていたことをしたならば、間違っていたことを認めます。それは「自分はダメだ」と責めることとは違います。「どこが間違っていたのか」「次はどうしたらよいか」を冷静に考え、よりよくしようとしている自分を受け入

れます。

「共通の人間性」は、人間として生きるうえで、他者とつながっている感覚を得て苦しみを共有したり、緩和することができることです。

「マインドフルネス」は、現在に集中し、判断を加えずにありのままを受け止めることです。

セルフ・コンパッションを培うには、クリスティン・ネフ、クリストファー・ガーマーによって開発されたMindful Self-Compassion (MSC) という8週間のプログラムがあります。

看護に応用するポジティブ心理学

筆者らは看護系学会でポジティブ心理学を紹介するワークショップを行ない、ポジティブ心理学への看護職の期待をまとめました。ポジティブ心理学に関する紹介を聴いて印象に残ったこととして、▷ポジティブ心理学という学問分野があること ▷強みに着目すること ▷ポジティブ感情が健康に関連すること ―― などが挙げられました。また看護に応用できることとして、▷組織・チームづくり ▷看護師自身のセルフケア ▷患者へのケア ―― などの意見がありました[8]。

このように、ポジティブ心理学は看護に応用できる要素がたくさん詰まった学問領域です。ぜひ皆さんも「自分らしく働く」ためにポジティブ心理学を生かしてみてください。

ポジティブ心理学を生かして職場を活性化させるレジリエンスプログラム

続いて、ポジティブ心理学を職場活性につなげるために、筆者らの研

図表2 ポジティブ感情の拡張形成理論

島井哲志編．ポジティブ心理学：21世紀の心理学の可能性．京都，ナカニシヤ出版，2006．より

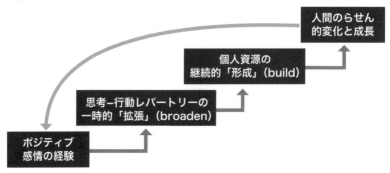

究グループが開発したレジリエンスプログラムを紹介します。このプログラムは新人研修や、都道府県看護協会主催の研修、認定看護管理者のフォローアップ研修などで行なっています。

　筆者らはこのプログラムを二病院の新人研修で実施し、プログラム介入前後で比較しました。その結果、人生満足度、ポジティブ感情、資質的レジリエンス、セルフ・コンパッションが有意に上昇するという結果を得ました[6]。

　このプログラムは、バーバラ・L・フレデリクソンの拡張形成理論[9]を縦糸に、イローナ・ボニウェルのSPARKレジリエンス[10]を横糸にしたフレームワークで作成しています。プログラム自体は「ネガティブな感情に対処しポジティブな感情を培い広げていく」という方法です。

　拡張形成理論とは、ポジティブ感情が他者に伝わることで、思考・行動のレパートリーが拡張し、資源形成が促され、その結果「人間のらせん的変化と成長」に至り、それが上昇スパイラルとなり繁栄するというものです（**図表2**）[11]。SPARKレジリエンスは、「認知行動療法」「レジリエンス」「心的外傷後成長」「ポジティブ心理学」の四領域

で得られた研究結果をもとに作成されています。いろいろな場面を状況（Situation）、認識（Perfection）、自動操縦（Autopilot）、反応（Reaction）、知識（knowledge）に分解して考え、場面の解釈について、自然に起こっている感情、反応を理解して、行動的反応をコントロールできるようになるものです。

　以下にプログラムの内容を紹介していきます。

ネガティブ感情への対処を学ぶ

　まずネガティブな感情への対処ですが、「もしも友人が待ち合わせの場所に来なければどうするか」を提示して、それぞれの意見を聴きます。「心配になる」「腹が立つ」「嫌われたと思う」などの意見が聞かれます。参加者は同じ状況にもかかわらず、そこで考えること・沸き立つ感情は人によって違う、ということを実感します。その際に人の物事のとらえかたとされる「認知」について説明します。自分の物事のとらえかた・心のクセがあることに気づいてもらい、同じ状況でも人によってさまざまなとらえかたがあり、そのとらえかたによって感情も変わってくることを学びます。

　一つのとらえかたに縛られ苦しむよりも、その状況をしなやかに考えることができると、少し楽な気持ちになることを体験します。

　また過去に逆境だと思ったことを想起してもらい、「そのときにどのようにして立ち直ったか」「どんな人が力になってくれたか」「その出来事が今の自分にどのように役に立っているか」「その出来事の意味はどのようなことか」を考えて書き出していきます。ここでは自分の中にあるレジリエンスの力を発見することがねらいです。

自分の強み・他人の強みを発見する

　ポジティブ感情を培うには、自分がすでに持っているポジティブな感情を形成する力について再認識できるようにします。

　まず、日ごろ気分転換で行なっていることを、紙に書き出していきます。5〜6人のグループを形成し、それぞれのメンバーが自分の気分転換法を発表します。発表を聴いているメンバーは必ず「いいね！」と言って聴くのがルールです。「カラオケ！」「温泉！」「ドライブ！」「いいね！」と盛り上がります。楽しい場面を通して、自分がポジティブになるための知恵を共有しあっていくのです。

　そして自分が過去にお世話になった人、現在お世話になっている人、困ったときに助けてくれると思われる人などを想起して書いていき、自分の持っている人的資源を確認します。

　このレジリエンスプログラムは、ほとんど「自分自身の宝探し」のようなものです。新しい力をつけるというよりは、すでに自分の持っているものを掘り起こしていきます。

　さらに前述のVIAを用いて自分の強みを確認し、隣の人（研修ではずっと同じ人とペアワークをするようにし、半日一緒にいて、ある程度の人となりを知ってもらいます）に自分の強みを指摘してもらいます。人に指摘してもらったときに、自分では気づくことができなかった強みを再発見することができます。

　「今まで自分はダメなところを指摘されてばかりいたけれど、強みを言ってもらえて自信になった」「隣の人の強みを考えていくうちに、いかに自分はこれまで人の欠点ばかり目についていたのかを知った」などの意見からわかるように、ここで参加者は人の強みを発見することの重要性を痛感します。

セルフ・コンパッションを高める

　看護職がセルフ・コンパッションを高めることの重要性は前述しましたが、このプログラムの中でもセルフ・コンパッションを培う方法として、マインドフルネスの呼吸の瞑想、そしてLoving-kindness Meditation（LKM）を行なっています。

　今まではすでに持っている「宝探し」でしたが、LKMは新しいエネルギーチャージとなるものです。自分がお世話になった恩人、自分の大好きな人の無事、幸せ、健康、安寧を祈り、優しい気持ちを思い起こし、その優しい気持ちを自分に向けます。このLKMを行なった効果については **図表3** [12) を参照してください。

図表3 **マインドフルネス呼吸法・LKMによる研修を受けた参加者の感想**

秋山美紀ほか．ケアをする人のセルフコンパッションを高める：マインドフルネスのエビデンス．訪問看護と介護．22 (3)，2017，196-201．より

①心が落ち着いた
　「心が和やかになって、今まで起こった出来事すべてが良いものであったように感じた。小さなことは別に考えなくても平和に過ごせればいいなと思った」
②自分に対して優しい気持ちになれた
　「自分に向けて文章をとなえたことで、自分に対して優しくなれた。常に自分を責めてしまうクセがあるので、それを直したいと思った」
③他人に対して優しい気持ちになれた
　「瞑想なんて…と思っていたけれど、実際にやってみると、自分が優しくなれた気がして、そんな自分を感じることができ幸せになった」
④癒された
　「いちばん大切な人と自分に向かって（慈愛の）メッセージを言われて、涙が出てきて、自分が傷ついていることに気づいた」
⑤頭がスッキリした
　「呼吸のみに意識を向けるのが難しかったけれど、それだけふだん頭の中でさまざまことを考えているんだなと思った。だから瞑想を行なって脳の休息をとると気分もスッキリするのかなと思った」
⑥無になれた
　「無の世界に入り込むことができたあの一瞬と、目を開けたときの何とも言えない空気がとても新鮮だった。もう一度自分を見つめ直してみようと思った」
⑦活用していきたい
　「毎日忙しいが、マインドフルネスで心の整理をして職場を活性化していきたい」

さらに量的なLKMの効果については、筆者らの研究班で看護学生を対象に検証した研究結果をお伝えします。LKMを3週間介入したところ、セルフ・コンパッションが有意に向上し、各セッションの前後では、ストレス指標であるコルチゾールとアミラーゼが有意に低下しました[13]。

「感謝」でポジティブ感情を高める

最後は「感謝」を用いた技法を二つ用いてポジティブ感情を高めます。

「三つのよいこと」を挙げる

一つ目は「三つのよいこと」を挙げる方法[14]です。これは代表的なポジティブ心理学の介入法です。今日または最近起こった「ちょっとした」よいことを三つ挙げます。この「ちょっとした」がポイントで、「宝くじに当たった」というような大事ではなく、「電車の席が空いていて座ることができた」「飴をもらった」などのようなちょっとしたことで大丈夫です。ここで自分は小さな幸せに囲まれて生きていることを再発見します。「仕事が嫌で毎日行きたくない、いいことなんかないと思っていたけれど、意外と小さなことでもいいことが起こっていることがわかった」という感想がありました。

感謝のカードを渡す

二つ目は「感謝のカード」を渡すことです。新人研修であれば、あらかじめ看護部に依頼して、新人看護師の直々の先輩から、新人看護師が行なった日ごろのケアのいいところを具体的に記載したカードを作成し、渡してもらいます。ここでは「具体的に」がポイントです。プログラムの最後にそのカードを新人看護師に渡すのですが、その際には、毎回「きゃー！」という歓声とともににぎやかになり、盛り上がります。なかにはうれしさがこみ上げて泣き出す新人看護師もいます。

「今まで頑張ってきたから『成長が感じられる』と言葉を頂けたのか

なと感じました。人から評価してもらうことで自分の自信にもつながると感じたので、これからは私も他人のよいところを探して伝えられるようになりたいです」という意見がみられました。「ほめられた」「評価された」ということが、いかに本人の自信になるかということが明らかになった事例だと思います。

今ある状態を認め、伸ばすアプローチ

　看護職のストレス対策では、これまでさまざまな方法が行なわれてきました。しかし従来の介入法と違い、ポジティブ心理学の介入法は「前向き、かつ元気になれて明日の活力を得られる」ことが特徴です。研修会を企画したある病院の看護部からも、「今までこんなに看護師が生き生きとしたプログラムはなかった」「研修から1カ月経ってもまだ元気で明るくいてくれている。スタッフの感想を聞いて涙が出そうだった」とうれしそうに話していただきました。

　看護職の教育では、相手を思うからこそ、至らないところを指摘し改善するという方法がとられてきました。しかしそのアプローチでは、却って落ち込んでしまう看護職もいます。今ある「ありのまま」「持っている力」を認めて、さらに本人が気づかない素晴らしいところを伝えるアプローチがあってもよいと思います。

　看護職がより元気になれば、自分が満たされることで、自然に視点は患者さんのほうに向いてきます。そうすることで、より質の高いケアを患者さんに提供することができると思います。

文献

1) Peterson,C. et al. Character Strength and Virtues : A Handbook and Classification. American Psychological Association and Oxford University Press，2004.

2) Schaufeli,WB. et al. Job demands, job resources, and their relationship with burnout and engagement：A multi-sample study. J.Organ.Behav. 25（3）, 2004, 293-315.
3) 島津明人編著. 職場のポジティブメンタルヘルス：現場で活かせる最新理論. 東京, 誠信書房, 2015.
4) 秋山美紀. レジリエンスとは？ 正しい理解と上手な活用. ナースマネジャー. 20（7）, 2018, 8-11.
5) American Psychological association. The Road to Resilience. http://www.apa.org/helpcenter/road-resilience.aspx（2018年8月閲覧）
6) 秋山美紀ほか. 看護師のレジリエンスを高めるためのプログラムの効果に関する研究：ポジティブ心理学の技法を用いて. 第22回日本看護管理学会抄録. 2018.
7) クリスティン・ネフ. 石村郁夫ほか翻訳. セルフコンパッション：あるがままの自分を受け入れる. 東京, 金剛出版, 2014.
8) 秋山美紀ほか. 看護職が抱くポジティブ心理学への期待. 第5回日本ポジティブサイコロジー医学会学術集会抄録. 2016.
9) バーバラ・L・フレデリクソン. 高橋由紀子訳. ポジティブな人だけがうまくいく3：1の法則. 植木理恵監修. 東京, 日本実業出版社, 2010.
10) Boniwell,I. ほか. 今村啓美編訳. 鈴木水季監修. SPARK RESILIENCE ポジティブサイコロジースクール教材. 2013.
11) 島井哲志. ポジティブ心理学：21世紀の心理学の可能性. 京都, ナカニシヤ出版, 2006.
12) 秋山美紀ほか ケアする人のセルフコンパッションを高める：マインドフルネスのエビデンス. 訪問看護と介護. 22（3）, 2017, 196-201.
13) Akiyama,M. et al. A pilot study of Loving-kindness Meditation for Japanese Nursing Students. 9th European Conference on Positive Psychology（ECPP2018）. Budapest, 2018.
14) Seligman,ME. et al. Positive psychology progress：Empirical validation of interventions. Tidsskr. Nor. Psykol. foren. 42（10）, 2005, 874-84.

2

ポジティブ心理学と幸福学

前野隆司 まえのたかし

慶應義塾大学大学院システムデザイン・マネジメント研究科　教授

1984 年東京工業大学卒。1986 年東京工業大学大学院修士課程修了。1993 年博士（工学）学位取得。キヤノン株式会社、カリフォルニア大学バークレー校客員研究員、ハーバード大学客員教授、慶應義塾大学理工学部教授等を経て現職。著書に「幸せのメカニズム」（講談社）、「幸福学 × 経営学」（内外出版社）など。

　いま、ポジティブ心理学や幸福学を看護・医療分野でも生かしていこうという機運が高まっていることを嬉しく思います。本項では、ポジティブ心理学および幸福学の定義や関係、筆者が行なってきた幸福学研究の概説、そして看護師が幸福感を持って働くにはどうすればいいのかについて述べます。

幸福学とは何か

　ポジティブ心理学とは、もともとうつ病の研究者で、学習性無力感の研究で著名なセリグマンが、アメリカ心理学会会長のときに創設した学問分野です[1]。うつ病のようなネガティブな心の状態のみならず、一般の人のポジティブな心の状態がさらに向上する心理学が必要という考えを反映して「ポジティブ心理学」と命名されました。

　ただし、ネガティブなことを無理やり忘れ、努力することなく現状を肯定するような安易なポジティブ思考と混同されることも多いため注意

が必要です。セリグマン自身が、「ポジティブ心理学はwell-being（幸福、健康、福祉）やflourishing（繁栄）の科学だ」と述べているとおり、ポジティブ心理学とは幸せのサイエンスだと考えるのが妥当だと思います。

　ポジティブ心理学の国際会議としては、IPPA国際会議（World Congress of International Positive Psychology Association）とECPP（European Conference on Positive Psychology）がそれぞれ隔年で開催されています。これらの学会に参加するとポジティブ心理学の全貌がつかめると思います。学会というよりもセリグマンが創出した独特の分野という感もありますが、現在ではセリグマン以外にも著名な研究者・実践者が多く活躍しています。

　日本にはJPPA（日本ポジティブ心理学協会）をはじめとしていくつかの民間団体があります。学術的な活動をしている団体としては「日本ポジティブサイコロジー医学会」という医学系の学会があります。名称は医学会ですが、2017年の学会は筆者が企画してマインドフルネスに関する著名人を招待するなど、さまざまな分野との交流もさかんです。

　一方で、統計学を駆使して心とは何かを解明することを目的とする実証心理学分野でも、well-being（幸福、健康、福祉、良好な状態）の研究はさかんに行なわれています。ポジティブ心理学が実践的な応用心理学であるのに対し、こちらは仮説検証型の基礎心理学といえるでしょう。たとえば日本心理学会などの心理学の学会に行くと、ポジティブ心理学はやや特殊な分野とみなされている感もあります。

　つまり、ポジティブ心理学の隣に、幸せについて研究している心理学の分野があり、ここには多くの研究者がいるということです。ではウェルビーイングに関する心理的な研究イコール幸福学なのかというと、筆者自身はもう少し広い定義をしています。

　筆者は工学系出身であり、現在は、学問分野横断的な学問であるシステムデザイン・マネジメント学を行なっています。そのため、幸福学を、ポジティブ心理学やウェルビーイングについての基礎的な心理学を包含する、学問分野横断的な学問分野と位置づけています。つまり、幸せについての心理学的知見を利用して、ものづくり、ことづくり、組織づくり（経営）、まちづくり、そして教育づくりをする分野（工学、経営学、システムデザイン、教育学）も含めて、幸福学と呼んでいます。

　たとえば筆者は、社員が幸せに働くような働きかた改革や健康経営を実践する幸福経営学、住めば住むほど幸せになる家を設計する工学、児童・生徒が幸せになる幸福教育学、夫婦と家族が幸せになる幸福家族学、などの研究も行なっています。また、このような広義の幸福学研究に関連した学会として、2022年にはウェルビーイング学会が発足しました。

幸せの四つの因子

　このように、幸せの要因は何なのかについての研究はさかんに行なわれてきました。前出のセリグマンはPERMA（Positive Emotion、Engagement、Relationship、Meaning、Achievement）が幸せのための重要な要素だと述べています[1]。またリフら[2]は因子分析の結果、

①自律性（Autonomy、自己決定力があり自立していること）
②状況をコントロールする力（Environmental Mastery、複雑な環境を的確に制御する力）
③自己成長（Personal Growth、発達、成長、進歩の実感）
④ポジティブな他者関係（Positive Relations with Others、他者との愛情、信頼、共感）

⑤人生の目的の明確さ（Purpose in Life、人生の目的と方向性の
感覚）
⑥自己受容（Self-Acceptance、自分のいいところ・悪いところ
を受け入れる）

の六つが重要であると述べています。

　筆者のグループが日本人を対象に因子分析した結果[3]は以下の四因
子構造でした。

①自己実現と成長（やってみよう）：目標、人生の目的、強み、自
己肯定感、自己成長
②つながりと感謝（ありがとう）：利他性、感謝、自己有用感、他
者関係
③前向きと楽観（なんとかなる）：ポジティブさ、楽観性
④独立と自分らしさ（ありのままに）：他人と比較しない傾向、本
来感（Authenticity）

　なおこの研究では、幸せに影響すると考えられる心的要因のみを対象
にしており、健康、環境、地位財（金銭、物、地位による満足）は含ま
れていません。

　対象者や調査年代が異なるためか、因子数は異なっていますが、類似
した傾向を呈しているといえるでしょう。要するに「やってみよう」と
思う夢や目標を持ち、「なんとかなる」とチャレンジし、「ありのまま
に」自分らしく行動し、ともに活動する仲間に「ありがとう」と感謝す
る人は、幸せです。

　図表1に幸せの四つの因子についてのアンケートと、オンラインカウ
ンセリングcotreeの協力で得た15,028名の平均値を掲載します。皆

図表1 幸福度を測る16の質問　AERA 2018 年 9 月 17 日号より

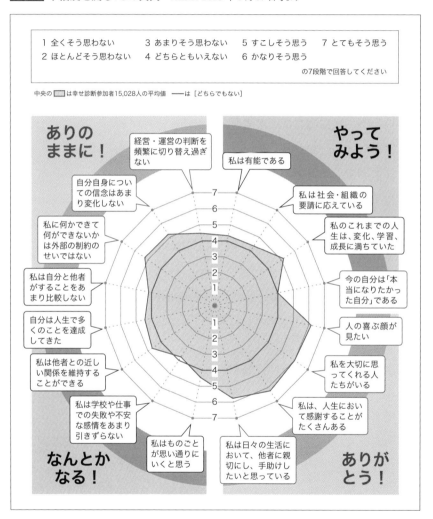

1　全くそう思わない　　　3　あまりそう思わない　　5　すこしそう思う　　7　とてもそう思う
2　ほとんどそう思わない　4　どちらともいえない　　6　かなりそう思う

の7段階で回答してください

中央の　■■■ は幸せ診断参加者15,028人の平均値　━━ は［どちらでもない］

ありの
ままに！

やって
みよう！

経営・運営の判断を
頻繁に切り替え過ぎ
ない

私は有能である

自分自身につい
ての信念はあま
り変化しない

私は社会・組織の
要請に応えている

私に何かできて
何ができないか
は外部の制約の
せいではない

私のこれまでの人
生は、変化、学習、
成長に満ちていた

私は自分と他者
がすることをあ
まり比較しない

今の自分は「本
当になりたかっ
た自分」である

自分は人生で多
くのことを達成
してきた

人の喜ぶ顔が
見たい

私は他者との近し
い関係を維持する
ことができる

私を大切に思っ
てくれる人
たちがいる

私は学校や仕事
での失敗や不安
な感情をあまり
引きずらない

私は、人生におい
て感謝することが
たくさんある

なんとか
なる！

私はものごと
が思い通りに
いくと思う

私は日々の生活に
おいて、他者に親
切にし、手助けし
たいと思っている

ありが
とう！

さんも試してみてください。得点分布はいかがだったでしょうか？

四つの因子からみた看護師の働きかた

　四つの因子を看護師に適用してみましょう。

　まず、「やってみよう」因子。皆さんはやりがいを感じながら働いているでしょうか。やらされ感でやっていたり、やる気が出ない状態で働いていると、幸福度が低いと考えられます。

　二つ目は「ありがとう」因子。同僚や関係する方々に感謝するとともに、利他的に振る舞い、多様な人間関係を大切にしている人は幸せです。感謝を習慣づけると幸福度が高まることが知られています。医療従事者は、そもそも患者さんのために働くという利他的な職種ですので、その素晴らしさをいつも胸に秘めるようにしていると幸福度は高まるでしょう。

　三つ目は「なんとかなる」因子。大変な仕事も、困難なことも、なんとかなります。思いきってチャレンジする人は幸せです。ぜひチャレンジしてみてください。

　四つ目は「ありのままに」因子。人の目を気にしすぎず、他人は他人、自分は自分と、自分のペースで働いたり暮らしたりできる人は幸せです。自分の考えをはっきりと人に伝え、ありのままに働きましょう。

　皆さんの幸福度は高かったでしょうか？　看護や介護、震災復興のためのボランティアなど、人のために尽くす活動をされている方は、第2因子（ありがとう因子）が高い傾向にあります。四つの因子が高い人が幸せなので、そういう方は他の因子も高めるとさらに幸福度がアップするでしょう。

　自分が本当にやりたいことは何かをよく考え、できれば職場の仲間と

対話して、皆とともにやりがいを持って働いている人は幸せなのです。

自分を愛し、みんなを愛する

　最後に、拙著「無意識の力を伸ばす8つの講義」[5]（講談社）から図を引用して（**図表2**）、最後のメッセージとしたいと思います。

　いろいろと述べてきましたが、要するに幸せになるとは、「自分を愛し、みんなを愛する」ことです。その前には、自分と世界を知ることも重要です。そして愛した後には、新たに創造的に自分と世界をデザインすること（新しい自分の人生と、新しい世界を創ること）も重要です。ぜひ、勇気をもってトライしてみてください。応援しています。

図表2 **幸せな世界を作るための基本**

前野隆司．無意識の力を伸ばす8つの講義．東京，講談社，2017．より

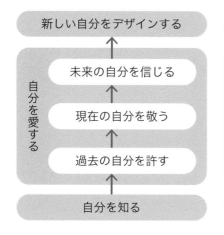
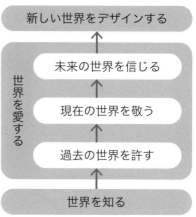

文献

1) マーティン・セリグマン. 宇野カオリ監訳. ポジティブ心理学の挑戦 "幸福" から "持続的幸福" へ. 東京, ディスカヴァー・トゥエンティワン, 2014.
2) Ryff, CD. et al. The structure of psychological well-being revisited. J. Pers. Soc. Psychol. 69 (4), 1995, 719-27.
3) 前野隆司. 幸せのメカニズム 実践・幸福学入門. 東京, 講談社, 2013.
4) 自分の「幸せ度」が丸わかり！チームの弱みも見える幸福度診断. AERA dot. https://dot.asahi.com/articles/-/126492 （2024年1月閲覧）
5) 前野隆司. 無意識の力を伸ばす8つの講義. 東京, 講談社, 2017.

本書は、下記の記事を再構成・再編集し、単行本化したものです。

- 中原淳「耳の痛いことを伝えて部下を成長させる最強の部下育成法『フィードバック』」ナーシングビジネス 2020 年 7 号
- 中原淳「今日から実践！ 『フィードバック』入門」ナーシングビジネス 2020 年 7 号
- 向後千春「アドラー心理学をスタッフ育成に活かす」ナーシングビジネス 2018 年 1 号
- 澤田由美「スタッフの意識を変える看護研究のコツとワザ」ナーシングビジネス 2018 年 11 号
- 沢渡あまね「『忙しさ』に効く！ 戦略的マネジメントと業務改善の秘策」ナーシングビジネス 2019 年 6 号
- 小野裕子「効率よく働くための『モノ』『情報』『時間』の管理」ナーシングビジネス 2018 年 12 号
- 小野裕子「整理・整頓で仕事がはかどる！ モノのマネジメントお困り解決 Q&A」ナーシングビジネス 2018 年 12 号
- 小野裕子「定期的な管理で無駄とリスクを回避！ 情報のマネジメントお困り解決 Q&A」ナーシングビジネス 2018 年 12 号
- 小野裕子「効率よく働いて目指せ！ 残業減 時間のマネジメントお困り解決 Q&A」ナーシングビジネス 2018 年 12 号
- 上石政代「時間短縮・コスト削減・医療安全に効く！ 5S 活動で実現する職場環境改善」ナーシングビジネス 2020 年 10 号
- 瀬戸山陽子「序論 看護管理者が押さえておきたいソーシャルメディアの現状と活用方法」ナーシングビジネス 2021 年 5 号
- 瀬戸山陽子「事例 ソーシャルメディアの落とし穴と身につけておきたい情報リテラシー」ナーシングビジネス 2021 年 5 号
- 木村憲洋「経営に関係する数字の基本的解釈をおさえよう」ナーシングビジネス 2018 年 5 号
- 深澤優子「目的を明確にし達成するための『戦略思考』に必要な基本スキル」ナーシングビジネス 2018 年 6 号
- 深澤優子「いかに戦略的に最短に意思決定を行うか」ナーシングビジネス 2018 年 6 号
- 深澤優子「楽しむことを大切に戦略思考を鍛えていこう」ナーシングビジネス 2018 年 6 号
- 島津明人「ワーク・エンゲイジメントの視点で職場を再点検しよう」ナーシングビジネス 2018 年 10 号
- 田淵仁志「チーム運営に欠かせない心理的安全性の基本」ナーシングビジネス 2021 年 9 号
- 田淵仁志「チームの成果を上げる！ 医療現場での心理的安全性の高めかた」ナーシングビジネス 2021 年 9 号
- 秋山美紀「自分らしく働くためのポジティブ心理学」ナーシングビジネス 2019 年 1 号
- 秋山美紀「ポジティブ心理学を活かした職場活性事例」ナーシングビジネス 2019 年 1 号
- 前野隆司「ポジティブ心理学と幸福学」ナーシングビジネス 2019 年 1 号

看護管理者が知っておきたい理論とワザ②
人を育てる モノ・情報・時間管理
組織をつくる

2024年4月5日発行　第1版第1刷©

編　集　ナーシングビジネス編集室

発行者　長谷川 翔

発行所　株式会社メディカ出版
　　　　〒532-8588
　　　　大阪市淀川区宮原3-4-30
　　　　ニッセイ新大阪ビル16F
　　　　https://www.medica.co.jp/

編集担当　野坂直子／永坂朋子
編集協力　松岡亜希
装　幀　市川竜
本文イラスト　岡澤香寿美／福井典子
印刷・製本　日経印刷株式会社

ISBN978-4-8404-8479-4　　Printed and bound in Japan

当社出版物に関する各種お問い合わせ先（受付時間：平日9：00〜17：00）
●編集内容については、編集局 06-6398-5048
●ご注文・不良品（乱丁・落丁）については、お客様センター 0120-276-115